北京科普创作出版专项资金资助

生死爱痛超声波

——协和超声医生手记

名誉主编　姜玉新

主　　编　张　波

主　　审　潘慧赵

编　　者　(以姓氏拼音为序)

杜　微　　高璐滢　　赖晋智　　赖兴建　　赖雅敏

李文波　　刘如玉　　鲁　嘉　　苏　娜　　童安莉

王　芬　　王小亭　　王　莹　　魏俊吉　　吴　琼

徐景竹　　杨　筱　　张　波　　张一休　　赵瑞娜

朱沈玲

中国协和医科大学出版社

图书在版编目（CIP）数据

生死爱痛超声波：协和超声医生手记／张波主编.
—北京：中国协和医科大学出版社，2016.9
ISBN 978 - 7 - 5679 - 0631 - 0

Ⅰ.①生…　Ⅱ.①张…　Ⅲ.①超声波诊断　Ⅳ.
①R445.1

中国版本图书馆 CIP 数据核字（2016）第 223042 号

生死爱痛超声波——协和超声医生手记

主　　编：张　波
责任编辑：杨小杰　韩　鹏

出版发行：中国协和医科大学出版社
　　　　　（北京东单三条九号　邮编 100730　电话 65260378）
网　　址：www.pumcp.com
经　　销：新华书店总店北京发行所
印　　刷：北京雅昌艺术印刷有限公司

开　　本：710 毫米×1000 毫米　1/16 开
印　　张：12.5
字　　数：190 千字
版　　本：2016 年 11 月第 1 版
印　　次：2016 年 11 月第 1 次
定　　价：38.00 元

ISBN 978 - 7 - 5679 - 0631 - 0

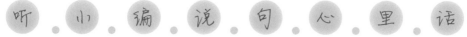

听·小·编·说·句·心·里·话

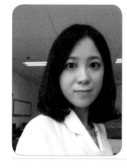

王 莹　北京协和医院超声科住院医师

希望能用自己所学使您得到便利与帮助。

高璐滢　北京协和医院超声科住院医师

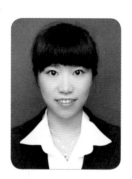

一直坚信医学是温暖的，希望通过这本书可以感受到我们的热忱。

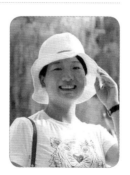

王小亭　北京协和医院重症监护病房副教授

重症超声是 ICU 医生的眼睛。

苏 娜　北京协和医院超声科主治医师

人的一生总避免不了与超声医学打交道，知其然知其所以然，尊重医生，理解局限，祝您健康、幸福。

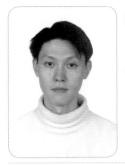

赖晋智　北京协和医院心内科主治医师

对于胸闷、胸痛要想到心脏的问题，尽早就诊，毕竟"心脏无小事"，只有"心脏好才能真正活得好"。

童安莉　北京协和医院内分泌科副教授

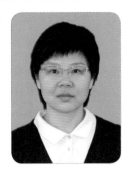

疾病早发现、早治疗是医疗保健的关键。

鲁　嘉　北京协和医院超声科副教授

小仪器，大发现，勤随诊，防病患。希望通过浅显的文字，越来越多的人认识到超声波检查的重要性，并对检查报告的解读有一点粗浅的认识，愿读者们平安康健！

魏俊吉　北京协和医院神经外科副教授

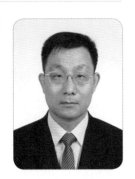

让百姓了解疾病，了解医学，普及医学基础常识，构建医患和谐桥梁，共享人类健康。

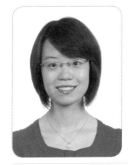

张一休　北京协和医院超声科主治医师

奇妙超声波，无毒无辐射。
医生的眼睛，患者的朋友。

赖雅敏　北京协和医院消化科主治医师

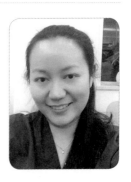

战胜病魔的最好方式是面对它，同时战胜对内镜的恐惧。

张　波　北京协和医院超声科副教授

不管是家人、朋友、同事、同学、熟悉或陌路，我们都愿意把我们知道的告诉您！从协和出发，让超声科普知识走进万户千家。

刘如玉　北京协和医院超声科研究生

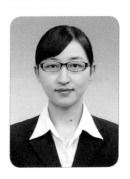

小小的超声探头，不仅连接着我和你，还为我们打开了探索病痛的大门。

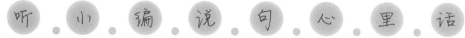

听·小·编·说·句·心·里·话

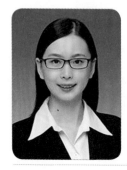

吴 琼　北京协和医院超声科研究生

从了解超声开始，了解疾病，了解医生，让我们一起守护健康！

徐景竹　北京协和医院基本外科研究生

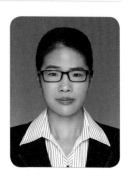

超声的世界，超出我们的世界。

王 芬　北京协和医院内分泌科研究生

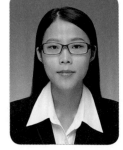

疾病是医生和患者共同的敌人。

赵瑞娜　北京协和医院超声科住院医师

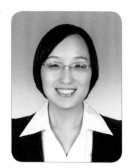

关注健康，从我做起，多一分了解，少一分焦虑。

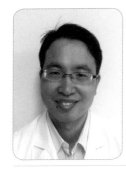

赖兴建　北京协和医院超声科主治医师

相信医生，相信科学。

朱沈玲　北京协和医院超声科主治医师

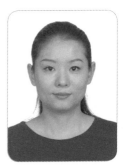

超声波陪伴我们每个人的一生，可是我们的好朋友哟。

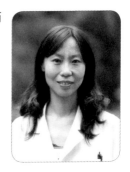

杨　筱　北京协和医院超声科主治医师

从超声开始，认识疾病，学会看病。健康之路，我们和您同行。

李文波　北京协和医院超声科主治医师

作为医生，我们愿意，守护您的健康。

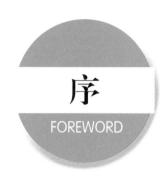

序
FOREWORD

　　医学是一个专业性很强的学科，老百姓获得医学信息的途径多样，如口口相传、网络等，容易出现盲目相信、盲目追随的情况，只有临床一线的广大医务工作者承担起医学科普的重任，才能使广大的老百姓更好、更准确地了解和掌握医学知识。

　　自古以来，都是"上医治未病"，这是每位有志于医学事业之士的最高追求，今年5月北京协和医院举办了"健康中国，协和在行动——首届健康科普能力大赛"，内容涉及疝气、过敏、分娩、避孕、疫苗及医患信任、面对死亡等医学话题，现场精彩不断，每位参加者都深受教育。协和超声医学科承担着大量的常规超声及疑难重症疾病超声诊断治疗工作，工作繁忙，但是年轻的超声工作者非常热爱科普工作，在北京科普创作出版专项基金的支持下，同相关科室同道共同完成了此书的写作，内容涉及身体的方方面面，为填补国内超声科普创作的空白做出了贡献。

　　医学科普事业是智慧、文化、爱心和专业的结晶。我们将继续把科普事业作为医务工作者的己任，为全民医学素养的提高、健康梦、中国梦的实现而努力奋斗。

姜玉新

2016 年中秋节

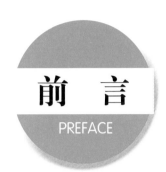

前　言
PREFACE

　　写这本书最初的想法是在完成《全民健康十万个为什么》科普图书的影像学检查部分时产生，因为受到篇幅的限制，无法把超声部分知识在此本书里详述，另外受到科普协会赵敏老师的一再鼓励，始鼓足勇气开始组织《生死爱痛超声波——协和超声医生手记》的写作。

　　超声医学只是医学这个枝繁叶茂的大树的一个小分支，超声医学科在医院里也是隶属于临床医学科以外的医技影像科，但却是无论患者还是各个专科的医生都离不开的必备首要检查。患者常常因为一份超声报告结果而欣喜庆幸或者长吁短叹，而且很多的临床医生以掌握超声知识、读懂超声图片作为修炼临床基本功的重要部分。因此，大众需要超声的科普书籍，普通的临床专科医生也需要浅显的超声入门图书以激发探索、了解超声医学领域的兴趣。

　　本书的作者均为来自北京协和医院超声科及相关科室的一线医生，他们在繁忙的临床工作之余完成此书，非常不易。感谢科普协会老师们的支持和鼓励。感谢北京协和医院教育处的支持。感谢中国协和医科大学出版社的全力协助。

　　特别感谢北京工业大学吴伟和教授、张文丽硕士对全书图片所做的编辑工作。感谢协和摄影协会张峰老师、刘玉刚老师不吝提供部分图分。感谢刘如玉、席雪华、吴琼、徐景竹等四位硕士研究生对本书的细致校对工作。感谢北京科普创作出版专项基金的资助，使本书得以出版。

　　本书成书仓促，期待读者批评指正，帮助再版时修订。

张　波

2016 年 9 月 12 日

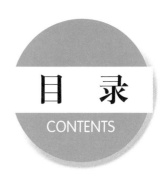

目 录
CONTENTS

第四章　雾里看花：胸部超声检查

第五章　有容乃大：腹部超声检查

第六章　超声无处不到，探究体表肿物

第七章　我要生一个健康宝宝

第八章 四肢血管——超声最拿手

第九章 超声新技术

第十章 成功的就医过程以信任、沟通为基础

第一章

寻常人家和超声检查

第一节　体检和就医：您需要了解的超声波常识

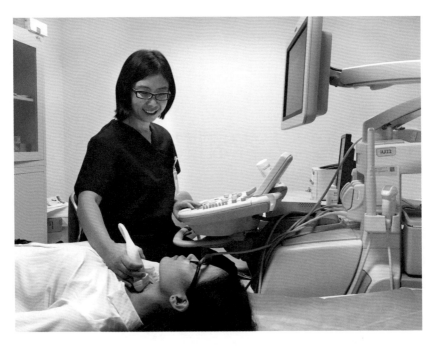

图 1-1-1

　　超声医学，这个词儿好像只属于医院的医生、护士惯常使用的专业词汇。我们如果不是生病了或医生建议必须"超一下"，谁又需要去在意超声检查呢！尽管每年单位组织体检总少不了这项检查，但常常是在说说笑笑、毫不在意的情况下就做完了，没有人去深究超声检查到底能做什么，不能做什么，什么时候能帮助到我们，什么时候又无能为力。其实，在当今时代，人从胚胎形成的那一刻起，一直到离开人世，几乎所有与生命健康有关的重大时刻都离不开超声波检查。很多时候，一次超声波检查的结果就决定了我们随后生命中的曲曲折折，或者安然顺遂、或者艰苦抗争，其中不乏爱恨情仇，或者缠绵悱恻，或者江河日下，或者满血复活，超声波都时刻伴随左右。对于这个经常伴随在我们身边，在紧要关头挺身而出的超声波检查，对大多数人来说，还很陌生。

现代医学创造了很多奇迹，其中超声波应用于人体检查就是其中最大的奇迹之一。现在，几乎在全球所有的临床机构里，超声波都是最常用的医学成像手段，它的使用频率已经超过了其他影像学（CT+MRI+PET）之和。而且，以超声医学为代表的现代成像学方法的出现和广泛应用，使得望闻问切的传统诊疗模式发生了彻底改变。

当人们刚刚为德国物理学家 W.K. 伦琴发现的射线（1895 年）可以穿透人手显影而喜不自禁时，他们无论如何也没有想到短短几十年之后，人们已经能够利用超声波从体表看到内在的脏器了，这是一个神奇的显像。而后，更大的惊喜在等待着人们——血管和血管内流动的血液的显示。可以想象，当西方的学者第一次在人体内发现血管时多么的震撼，而超声波可以实实在在地把血管内流动的血液呈现出来。如今，超声成像已经进入到非常微观的水平，例如，可以通过特殊的超声波技术看到毛细血管的灌注状态，实时显示心脏内各级分支血管的供血，另外，还可以用超声波来评估脏器的软硬度。总之，这个神秘强大的成像技术无疑已经成为人类认识人体和疾病的第三只眼睛。

超声的发展其实得益于物理理论水平和计算机技术的进步，随着计算机计算次数的提高、体积的缩小，超声仪器也发生了巨大的变化，现在便携式、移动式的超声仪器随处可见，可以想象的未来，我们的腕表可能就是一台可操纵和遥控的仪器，医生可能会在遥远的地方执行扫描并完成检查。

那么，各位一定要问了，发挥了如此大威力的超声波医学，到底是什么？她是如何练就这样的一身好功夫，从而成就其江湖好汉的地位的？这就不得不从 19 世纪说起了。

医用超声波的前身今世

医用的超声诊断仪，通过换能器（即探头）将电能转化为超声能（图1-1-2）。

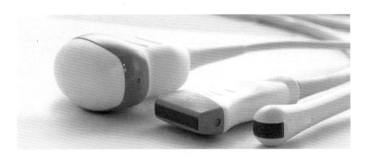

图 1-1-2　超声换能器（探头）

物理学的很多发现为医用超声仪的出现发展做出了最基础的贡献。其中最为重要的三大发现为现代超声波医学产生发展奠定了基础。1880年法国的皮埃尔·居里（Pierre Curie，就是那个大名鼎鼎的居里夫人的先生）（图1-1-3）等发现天然晶体石英，受到外力的压击或牵拉时，在晶体的两个表面出现电位差，这是人类历史上第一次描述压电效应，即机械力使得晶体变形而产生电能（压电效应）。如果在晶体的两相对面上加以电压，根据电场方向，可使得晶体产生厚薄的极速变化（伸缩），从而产生超声波。这种效应即电能可以产生机械能（逆压电效应），形象地说，当我们把超声波的仪器插入电源，探头即可发射超声波，就是利用了逆压电效应的物理学原理。19世纪末20世纪初，人们解决了利

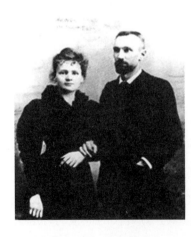

图 1-1-3　居里夫妇

用电子学技术产生超声波的办法，从此迅速揭开了发展与推广超声技术的历史篇章。1842 年奥地利物理学家及数学家克里斯琴·约翰·多普勒（Christian Doppler）首次提出了多普勒效应。一天，他正路过铁路交叉处，恰逢一列火车从他身旁驰过，他发现火车从远而近时汽笛声变响，音调变尖，而火车由近而远时汽笛声变弱，音调变低。他对这个物理现象发生了极大兴趣，并进行了研究。发现这是由于振源与观察者之间存在着相对运动，使观察者听到的声音频率不同于振源频率的现象，这就是频移。因为，当声源离观测者而去时，声波的波长增加，音调变得低沉，当声源接近观测者时，声波的波长减小，音调就变高。音调的变化同声源与观测者间的相对速度和声速的比值有关。这一比值越大，改变就越显著，后人把它称为"多普勒效应"（图 1-1-4）。多普勒效应即成为超声波测量血液流速（即彩超）的基本原理。1801 年英国物理学家托马斯·杨（Thomas Young）发现了相移（phase shifting）控制界面模式，现在用于三维成像，例如我们看到的胎儿的立体成像就是利用了这种相控阵技术。

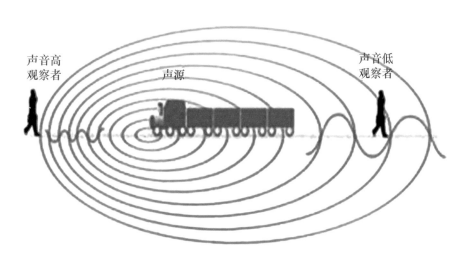

图 1-1-4　多普勒效应

其实人们正式开始超声波的医学探索要追溯到 70 多年前，即 20 世纪中叶，当时的前辈们无论如何是没有想到现代超声波医学会取得如此广泛的使用，并发挥如此大的作用。

镜头一：二战时期盟军首次利用声呐技术探测德军水下 U 形潜艇，这是人类首次利用声波来探测物体。

镜头二：透射成像阶段。战后在美国海军医学研究机构供职的 George Ludwig 博士研制出超声波探测仪，可以用于医学诊断和治疗。人们发现声波频率愈高，可以探测的物体愈小。澳大利亚的 Karl Theodore Dussik 博士在 1942 年发表了第一篇超声医学的论文，是关于超声波穿越脑组织后的声波表现。

镜头三：反射成像阶段。1949 年，物理学家 John Wild 在开始尝试利用超声波的反射成像，从此开启了现代超声医学之门，后被尊称为现代超声医学之父。20 世纪 50 年代 Ian Donald 在实验用超声反射波得到了内脏、肿瘤和囊肿的图像，并且尝试用于诊断妇科疾病。随后又经历了大约 20 年，超声扫查仪器才开始在医院里得到使用。1972 年人们开始运用超声波进行胎儿畸形的筛查，随后流行病学的调查发现，超声波要比 X 线安全很多。

镜头四：令人难以想象的是，最开始使用的超声仪器是一个庞然大物，如图 1-1-5，需要人坐在一个水坛子里。对比现在（图 1-1-6），患者和医生都轻松了很多。

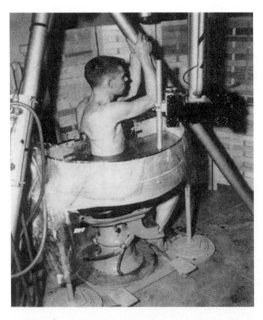

图 1-1-5　最早开始使用的超声仪器，人要坐在一个水坛子里

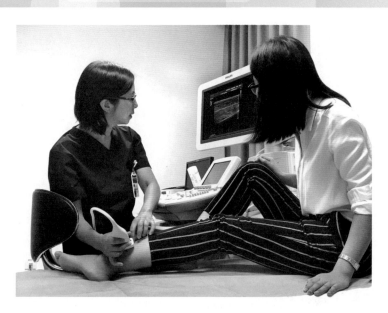

图 1-1-6　现在做超声时，患者和医生都相对轻松

镜头五：医生从超声波里看到的内容也发生了巨大的变化。从抽象派逐渐进入写实派。细节的表现愈来愈强大（图 1-1-7、图 1-1-8）。

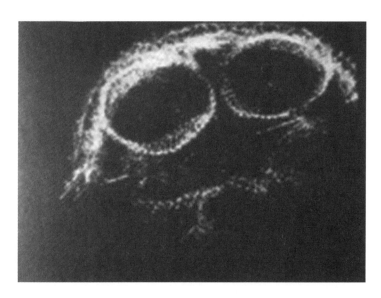

图 1-1-7　1962 年 Bertil Sunden 获得的第一副双胎超声图

摘自：Ultrasound in clinical diagnosis

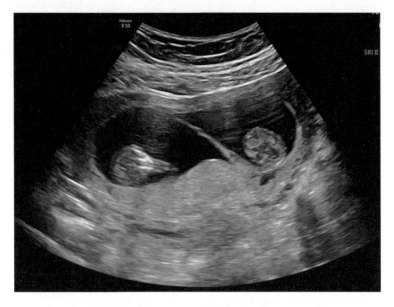

图 1-1-8 2016 年 7 月 6 日早孕筛查双胎超声图

了解了医用超声波的简要历史，我们再来熟悉一下简单的超声波基本概念，这样有助于我们理解超声波医生是如何来解读图像、判断疾病的。

超声诊断的基本概念

所谓的超声波，顾名思义即这种声波的频率比人耳所能分辨的声音频率高。声波的频率单位为赫兹（Hz），即每秒钟振动一次为 1Hz，每秒钟振动十次为 10Hz，以此类推。大自然存在声波分为三种。①次声波：频率小于 16Hz，人耳听不到，对人体有强烈的伤害作用。②声波：频率在 16～20000Hz 之间，为人耳能听到的声音。③超声波：频率大于 20000Hz，人耳听不到。医用的超声仪应用的声波，频率甚高，称为高频超声，常用范围在 2～10 M Hz（1 M Hz=10^6Hz，即每秒振动 100 万次）。目前使用的发出超声的晶体，已经不是当年的天然石英晶体，改为了塑性较强的人工压电陶瓷：如钛酸钡、锆钛酸铅、钛酸铅、铌镁酸铅等，其中以锆钛酸铅常用。压电晶体加以交变电流时，即可产生兆赫兹的超声波，适用于与人体诊断。将压电晶体装入各种形式外壳，加上适当的面材和背材，引出电缆线即变身为换能器。

声强是衡量超声强弱的一个物理量，即声波在单位时间内，通过垂直于传播方向单位面积上的超声能量称为超声强度。声强的单位是 W/cm^2、mW/cm^2、$\mu W/cm^2$。其中 W 为超声功率。这里 $1W/cm^2=10^3 mW/cm^2=10^6 \mu W/cm^2$。声强小时超声对人体无害，但超过一定限度，则对人体产生伤害。目前国际上认为超声对人体的安全阈值为 $10 W/cm^2$，即超声的声强小于 $10 W/cm^2$ 时，超声对人体无害。目前市售超声仪器的设置，均小于这个安全阈值。因此，使用超声仪器是安全的。特别对孕妇和胎儿，要选定特定的条件，使得声强设置在安全范围内。

超声波在体内传播，需要经过组织器官，后者即为介质。介质对超声波的阻力称为声阻抗。人体不同组织的声阻抗不同，见表 1-1-1。

表 1-1-1　人体正常组织的密度、声速、声阻抗

组织器官	密度（g/cm³）	声速（m/s）	声阻抗（瑞力）
大脑	1.038	1540	1.588
血液	1.055	1570	1.656
肌肉	1.037	1585	1.70
脂肪	0.952	1450	1.38
肝脏	1.065	1549	1.65
肾脏	1.038	1561	1.62
晶状体	1.136	1621	1.84
颅骨	1.912	4080	7.80
水	0.9973	1484	1.48
肺及肠腔气体	0.00121	331	0.0004

声阻抗＝密度 × 声速

由于各种物资、介质不同，其密度、声速、声阻抗也不同：

密度：固体＞液体＞气体

声速：固体＞液体＞气体

声阻抗：固体＞液体＞气体

两种不同的组织声阻抗之差＞ 1/1000 时，超声通过其界面上即可产生反射。人体内各种组织的声阻抗皆不相同，故反射回声亦不相同。脏器之间、脏器内部、各种不同组织、各种正常组织之间、正常组织与病理组织之间、各种不同的病理组织之间，其声阻抗皆有不同差异。因而构成众多界面、亮暗不等、疏密度不等的多种多样的排列光点，依此构成了组织和脏器的解剖图。目前的超声成像可以解决至少两个问题：①显示脏器及病变的轮廓、大小、形态和部位；②显示脏器或病变的内部结构。

超声成像的表现内容和诊断术语

形态：脏器或肿物的形状规则、不规则或呈圆形、椭圆形、环状等。

边缘：脏器或肿物的边界回声，轮廓整齐，如膀胱、子宫。如占位边界不整齐，则需要除外一些恶性的病变。

内部回声：按照反射波的高低强弱分为强回声、高回声、中等回声、低回声、极地回声、无回声，如胆囊内的结石，声束遇到胆汁和结石之间的强反射界面，声波大量反射，形成结石表面强回声的高亮区域，而后方为无反射的黑暗区域（图 1-1-9）。如正常的甲状腺、肝、睾丸均为中等质地均匀的回声。膀胱、胆囊内充满均质的液体，则表现为透声好的无回声（图 1-1-10）。

按照内部结构不同，产生不同的内部回声。主要表现为回声是否均匀、强弱及形态。如动静脉为管样结构，心脏可以显示不同结构状态的左心、右心等。并且可以判断脏器或病变等结构特征，为囊性、囊实性或实性。

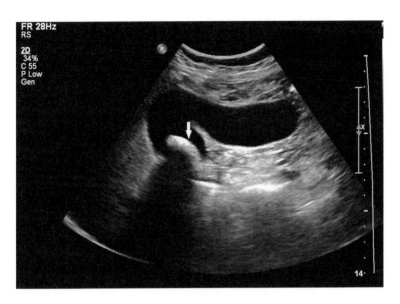

图 1-1-9　胆囊结石（箭头所示）

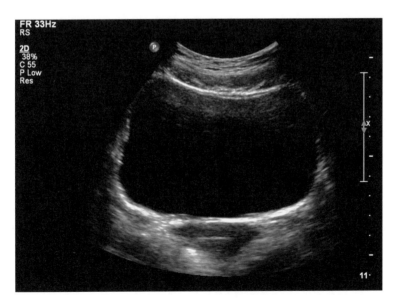

图 1-1-10　充盈膀胱

超声检查前的准备

首先我们来谈谈着装方面的准备。因为超声波检查需要仪器贴近身体，最好穿宽松、便于穿脱的衣服，颈部超声检查最好不穿高领的衣服。如果大冬天的您担心冻着，穿里外多层，那么就不要怕麻烦脱掉外套或者撩起衣服，使得被检查的部位充分暴露。在有些国家进行超声检查前，还需要换上特定的宽松肥大的衣服。

不同部位的超声波检查要求不同。超声波"怕"气体（原因是气体的强反射界面，遮挡了气体后方脏器和病变的显示），在腹部检查时尽可能空腹12小时以上。膀胱及子宫附件检查时，需要适度充盈膀胱，目的是充盈的膀胱可以将肠管推开，给声束创造一个声窗，由此可以看清盆腔器官。并且可以使得子宫抬高，充分显示暴露盆腔。充盈膀胱的方法最常见的就是在检查前2～3小时饮水1000～1500ml，待膀胱充盈后进行检查。对于少数不能憋尿或短期内憋尿不能奏效者，如急诊患者、老年体弱或大量腹水者，可在常规消毒下插入导尿管，注入膀胱内生理盐水300～500ml。但是也要注意，避免膀胱过度充盈或充盈不足，前者导致脏器变形、测量不准，后者导致图像效果差，显示不清。另外，经阴道检查者，需要在检查前排空小便，在我国，这项检查一般针对已有性生活者，故检查时应向医生说明是否适合做经阴道的超声检查。有时候，出于病情的需要，临床医生还可能开具经直肠的超声，这项检查需要检查前排空大小便。

婴儿或儿童往往难以配合以上这些超声检查，可以在医生的帮助下进行水合氯醛灌肠安静状态下进行检查。

急诊患者，由于病情紧急，无法做到空腹、膀胱充盈等，则建议恰当选择进行包括超声在内的多项影像学检查，以便获得真实的病情状况。

最后，跟大家谈谈检查所使用的耦合剂，这是一种特殊的水溶性制剂，无毒、无害，一般不会导致过敏。主要功能是帮助探头和皮肤的完美契合，帮助声波穿透至组织。检查完毕后用纸巾擦干净即可。

（张　波）

第二节 超声医学是个大家庭

如果说现代的超声医学是个大家庭，一点也不夸张。经过 70 年的革命性发展，超声医学早已从幼年时期进入了青壮年时期，无论从业者背景、相关研究人员还是仪器多样性和涉猎的诊断治疗范围之广度，都称得上枝繁叶茂，家大业大。

我国的医疗体系同西方大多数国家不同，其中超声医生（ultrasound radiologist）同超声技师（sonographer）不同。超声技师只需完成扫查任务，对患者的诊断需要放射医生对实时或静态图像进行评估，扫查和评估是诊断的两个环节，存在观察时差，而且放射医生在负责其他影像诊断的同时承担超声的工作。与之相比较，国内的超声医生则承担超声扫查和实时诊断的双重工作，尽管工作量巨大，但很明显的优势是诊断医生在床旁直接观察图像，优秀的超声医生同时具备高超的扫查技巧和缜密的分析判断能力，无疑对患者信息的完整收集和准确诊断有帮助。而且，目前我们的超声报告基本是 0 时差，即扫查做完，诊断报告即呈现在患者面前，效率高，节约了患者就诊的时间。截止到 2016 年 1 月 1 日，全国共有 13 万登记在册的超声医生。我国有 13 亿人口，生老病死每天都在进行，人们从生到死都离不开超声医生。就拿北京协和医院来说，超声医生约 50 人，现在日超声量达到 3000 人次，所以如果您早晨遛弯到协和医院门诊（图 1-2-1）来，早早地在门口排队等候中 1/3 的人是等待当日超声检查的患者或家属（图 1-2-2）。走进门诊明亮的大厅，坐扶梯来到三层，就到了超声科的诊区（图 1-2-3），这里要完成除心脏以外的所有临床医生开具的门诊超声检查申请单。从早晨 7 点开门到晚上夜间门诊 8 点结束，这里一直熙熙攘攘，人多但是井然有序，除了网上预约、分诊，可以在预约台、分诊台完成这些就诊必要过程。

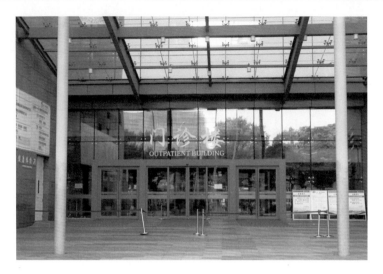

图 1-2-1　北京协和医院门诊楼

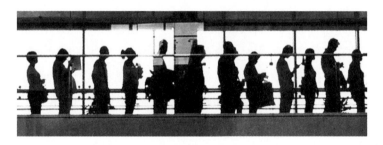

图 1-2-2　等候超声检查的患者或家属

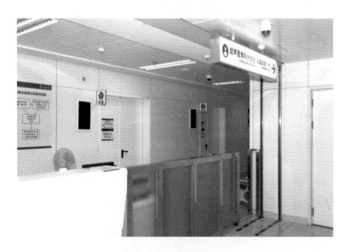

图 1-2-3　超声科诊区

超声医学包括两方面的内容，超声诊断和介入诊断治疗。超声检查几乎可以从头做到脚，从头颈部、胸部、腹部、盆腔、四肢，差不多囊括了所有的浅表和深部器官及组织，浅表器官包括眼睛、甲状腺、甲状旁腺、涎腺、颌面与颈部、舌与喉部、乳腺、阴囊与睾丸、阴茎、皮肤与皮下组织、肌肉与肌腱、骨与关节、浅表淋巴结等。深部器官较常见的包括：肝、胆囊、胰腺、脾、肾、输尿管、膀胱、前列腺、精囊腺、胃肠道、腹部大血管、四肢血管等。由于受到超声波不能穿越气体和骨骼的影响，所以，对于充满气体的深部肺组织和受到大量气体遮挡的肠管，超声波检查不太适宜。另外，脑组织受到颅骨的保护，只能通过一些固有的裂隙才能看到内部结构，婴幼儿前囟、后囟这些裂隙存在，则组织显示清晰，成人则显示困难。胎儿的颅脑组织没有完全骨化，则显示完好。介入超声的功效可是太大了，超声这只神奇的眼睛，可以帮助临床医生把体内的组织取出，然后经过专业处理，交给病理学专家，这样就可以用最小的伤害，获得一个较明确的诊断，对指导临床医生治疗发挥了很大的作用。例如，甲状腺的结节，在没有超声波前，人们是通过触诊到结节而引导穿刺，有了超声波则可以在图像的引导下，这样直观而且避免了很多不必要的风险，如穿到甲状腺相邻的其他重要结构如颈动脉、颈内静脉、神经组织等。这些组织的损害有时会危及生命。

超声医学的发展近些年可为方兴未艾，还有很多先进的技术，如内镜超声、超声造影、弹性成像和三维超声等，在临床决策当中所占的权重愈来愈高。超声医学作为与 CT、MRI 和 PET 并行的主要影像学方法，在医学诊疗工作中发挥着越来越重要的作用。另外，随着超声仪器的小型化，走近床旁，走进手术室，走进急诊一线，越来越多的临床医生开始从事超声诊断和治疗的工作。2013 年超声正式成为我国住院医师规范化培训体系里的独立学科专业，越来越多的超声医生和临床医生将得到更加规范的培训。超声医学这个大家庭可谓人丁愈加兴旺。

（张　波）

第三节　重症超声——站在与死神对决的最前沿

　　重症医学科每天上演 ICU 医生和死神的终极对决，在病魔吞噬每一个鲜活的生命之前就是生死时速的赛跑，是什么要了病人的命？此刻危及病人生命的主要矛盾是什么？这些困惑无时无刻不在困扰着 ICU 医生。但病人往往全身插满了各种维持生命的管子，接着各种维系生命的设备，根本无法踏上前往 CT、核磁室的路。该怎么办，只有顺其自然坐以待毙吗？床旁实时可用，能反复重复的超声帮 ICU 医生搏杀出一条血路，也成就了另一门亚专科——重症超声。

　　昨天新收入 ICU 的患者小姚，一个 31 岁的蒙古族壮汉，常年奔波在国内各个高速路上，是个货运卡车司机，身体结实得像头牛，但说病就病了，而且病来如山倒。前几天先是有些发热、胸痛，然后用尽最后一丝力气开车行至北京，就再也虚弱得爬不起来了，自己叫救护车去了北京安贞医院，心电图和心肌酶都异常，但也不同于一般的心肌梗死病人，筛查了冠脉 CT 是完全正常的，可是各个脏器功能都呈现了衰竭的表现，急性肾衰竭、急性肝衰竭，急性呼吸衰竭，由此他从心脏专科医院转来了以综合实力强而著称的北京协和医院，在急诊抢救室血压只有 70/40mmHg，直接收入重症医学科抢救治疗。在 ICU 门口他憨厚的妻子吓傻得几乎说不出话来，只说年幼的儿子不能没有爸爸，哭求大夫救救她丈夫，大夫一面安慰家属，一面整理自己的临床思路，快速投入抢救工作中。

问题 1

擒贼先擒王，什么是病人的目前主要矛盾？

病人出现胸痛在先，心脏的症状为首发，有心电图和心肌酶的改变；是不是心脏出问题了？而小姚这个病人心脏超声显示整体收缩功能减低，心室的下壁和后壁运动较心脏其他部位弱，经测量心输出量也就是心脏给全身供血量还不到正常成人的一半，更何况是这个蒙古族大汉呢？这也就能解释患者为什么血压低，各个脏器功能受累可以用心脏功能受累，心脏不能给全身各个脏器供血导致器官缺血衰竭来解释，我们找到了病人的主要矛盾——心源性休克，要靠血流动力学治疗来帮助患者渡过难关。结合患者的病史、临床资料，初步考虑原发病病毒性心肌炎的可能性很大。

在循环监测管理方面传统上使用脉搏指示连续心输出量监测、肺动脉导管进行监测，但这些监测手段仅能给出一些数据，报告重症患者此时的氧输送，心输出量，外周血管阻力等参数，但具体的原因需要医生自己判断。而结合重症超声则可以直观地告诉医生患者此时出现了什么问题，如果是心脏的问题，是出在左心还是右心，是收缩功能还是舒张功能出现了问题；同时，重症超声还可以告诉医师患者是否出现了心肌梗死、肺栓塞、心包积液等需要立刻处理的征象，此时是否需要扩容补液，可以即刻为下一步治疗提供方向。在所有的血流动力学监测手段中，重症心脏超声是唯一的一个可以从形态与功能两个方面提供循环系统有关信息的工具。对于血流动力学受累的患者而言，确定其病理生理的类型对于改善其预后至关重要，因此，心脏超声已经逐渐成为重症患者血流动力学监测的一个里程碑式的工具。重症超声可以从结构到功能，从收缩到舒张功能，从左心到右心，从局部到弥漫，从整体到心肌本身，对心脏功能进行全方位的评价。通过获得实时的图像，心脏超声可以迅速有效地获得患者循环衰竭的病理生理信息。而通过对血流动力学的诸多要素进行评估，心脏超声已经可以整合进入对休克患者血流动力学的监测与治疗中。

在很长的一段时间内，患者休克能不能通过输液来纠正是通过先尝试给病人输一定量的液体来判断，如果有效则再给予积极容量治疗。也就是容量负荷试验，这是重症医学用来判断患者是否需要扩容的主要手段。但仅有约为半数患者会对容量有反应，而另一半患者会因尝试输的这一点液体而导致容量过负荷甚至会造成肺水肿。但对于像小姚这样的心源性休克病人更得谨慎输液，心脏受不了过多的液体负荷啊，但重症心脏超声有办法，通过观察腔静脉变化作为评估容量状态的。小姚腔静脉扩张程度大，随呼吸直径变化小提示患者通过输液来纠正休克的概率很小也提示对液体治疗的反应性很差。所以尽管他的血压很低，医师非但不输液还要用利尿的一些方法给心脏减轻负担。

超声有很多参数可以用来评价左室的收缩功能，但是有研究表明，经过培训的重症医师仅仅通过目测即可以判断左室收缩功能是严重抑制，轻度抑制还是正常。在小姚入 ICU 的第一时间，重症医师仅仅看了超声一眼就判断出小姚目前的左室收缩功能是重度抑制。立即给小姚使用强心药物对心功能积极支持，纠正心源性休克。当然还有很多精细的重症超声评估左心收缩功能参数，在随后的治疗中都是重症医师滴定治疗评估的重要参考。

休克相关的左室功能异常主要表现为两种不同的血流动力学特点。第一种即为心源性休克，这种情况下，左室充盈压升高。当出现左室扩张时，表明左室存在慢性损伤，常见于慢性心肌疾病，而当没有左室扩张的表现时，通常提示急性损伤，比如爆发性心肌炎，急性心肌梗死或者药物中毒等情况。第二种主要表现为脓毒性心肌病，这种情况下，临床表现与前者显著不同，但仍具有较为明显的特征：左室充盈压正常或降低，左室收缩弥漫性减弱，没有明显的左室扩张。结合小姚心脏超声结果和病史他更像是第一种情况的急性损伤。

在重症患者中，右心功能也需要评估，右室收缩功能障碍主要是由右室缺血或者右室后负荷的急性升高导致急性肺心病引起，如肺栓塞、急性肺部感染呼吸衰竭等，主要表现为右室功能的障碍，从而导致休克。如果不存在右室的扩张则意味着没有休克相关的右室功能障碍。不过小姚的右心功能几乎是正常的，也没有扩张等表现，尽管他也存在呼吸衰竭，也直接排除肺部病变导致右心功能受累是他的休克原因。

在某些情况下，对左室舒张功能的评估也相当重要。有研究表明，舒张功能的障碍可以作为预后不佳的独立相关因素。在小姚整体心源性休克过程中滴定化评价心脏舒张功能为小姚的病情评估、容量管理都起到了至关重要的作用。

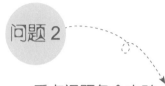

重点问题各个击破，次要矛盾的严重程度如何评估？

小姚的肾功能生化指标已经是正常人的 8 倍啦，真替这个年轻人捏把汗。患者的肾功能除了抽血查肌酐这种生化指标，还能看看血流灌注吗？肾既是重症病人的常见受损器官，也是休克时全身受累的前哨器官。因此在重症病人中，用重症超声监测肾脏血流灌注的改变不仅有利于评估肾本身的灌注，还有利于评估整体的系统灌注状态，肾脏超声除了发现肾脏肿大以外，还能够发现肾动脉的阻力指数增加，据此可以评估肾脏损伤的严重程度。研究证实，这种改变在损伤的发生期和恢复期均早于肌酐的改变，较肌酐更为敏感，而且严重程度往往与急性肾衰竭后续功能恢复息息相关。小姚的肾脏超声评估提示肾略大，血流略少，幸运的是肾阻力指数尽管高于正常人但比其他急性肾衰竭的患者低，也就是说他肾功能恢复的概率好大呢。

应用超声造影技术可以使得血管结构显影，利用特殊的影像模式或软件可以监测毛细血管水平的微循环情况，从而使得超声的监测可以涵盖微血管及微循环水平，对肾、心肌、肝等器官的血流情况进行定量分析，重症超声真的让重症医师感觉一切尽在掌控中。

小姚的呼吸困难在肺里的病变是什么？严重吗？肺部重症超声大显身手。呼吸困难是重症病人呼吸循环受累的共同表现，是影响重症病人预后的独立危险因素。重症病人常见的肺部病变包括：肺水肿、肺部感染、肺栓塞、气胸及慢性阻塞性肺病急性恶化等。肺部超声是近年来发展进步的评估监测肺部改变指导滴定治疗的有效工具，尽管很多年来因为超声波无法穿过胸部骨头和肺内气体，仅仅被认为仅能用于检查胸腔积液和胸壁表面的包块。但近年来，肺部超声被认为可以敏感的监测肺部的变化及气与水的平衡，动态和静态的分析肺部超声伪像和实际图像准确诊断肺部疾病，尤其在 ICU 尤为有用；肺部情况从正常到气胸、胸腔积液、肺渗出改变、实变与不张均可被肺部超声识别。

在过去的 25 年中，肺部影像尤其 CT 改变了对呼吸衰竭的认知。肺部病变具有多样性、易变性的特点，但在治疗过程中 CT 实时动态进行评估重症患者临床情况不允许，患者经受的电离辐射也是家属患者的心头之患，ICU 患者应用严重受限。而现在肺部影像手段已经从仅仅的肺部病理生理诊断工具发展成床旁监测技术，而肺部超声在床旁即可提供良好的评估监测。小姚的肺部超声仅仅提示肺间质的水肿，没有肺泡实质的病变，胸腔内亦无气体、液体等异常表现，完全符合心源性休克肺水肿的表现，诊断毫无悬念，更不用把小姚这样一位极危重的患者搬去 CT 室，大大简化了医疗的风险。目前国际上就重症超声的肺部超声未来的研究方向将更加着眼于对呼吸衰竭患者的认知与评价，对液体以及循环治疗的监测与评估，从而促进临床预后的改善。

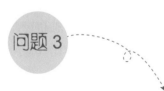

问题 3

重症病人抢救是一场艰苦而持久的战役，在和死神的拉锯战中如何步步为营?

小姚的危及生命的病情线索命脉已经被掌握重症超声的 ICU 医师全面掌握，此时小姚入 ICU 还不到 1 个小时，在随后的休克滴定治疗中医生信心满满。

小姚的心功能评价及强心药物剂量的调整选择反应心输出量、心脏收缩功能的参数监测；患者输液管理用容量参数及容量反应性参数来告诉医师；随着心肌炎逐步治疗好转，患者心功能一天比一天好。小姚的尿量开始增加了，肌酐也下降了，重症肾脏超声提示当心功能逐渐改善后肾血流也充沛了很多，随着肾功能的好转，肾脏阻力指数也下降了。小姚呼吸困难减轻了，肺部超声提示肺间质水肿少了，肺里都是提示肺泡充气满满的"A 线"。医生节节胜利，死神望而却步。

重症超声就是这样，作为 ICU 医师的"可视化听诊器"，更是 ICU 医师与死神搏斗的利器，在重症医学领域为重症患者的治疗明确斗争的方向，综观战役的大局，有策略有部署的帮重症医师打响一场又一场艰苦卓绝的战役。在医学上，超声本身并非新方法新检查，但是随着重症医学的发展，重症超声的发展大放异彩，为超声技术的发展赋予了新的生命，也挽救了很多重症患者的生命。

（杜　微　王小亭）

第二章

从头开始

第一节　老王真的头"大"了

老王今年60岁，最近总是感觉头晕目眩，常常脑子里短时间内出现一片空白，并且伴有头痛，老王到医院看了神经科医生，不断抱怨自己的脑子总是"断片"，感觉头"大"了。医生详细给老王进行了神经查体，建议老王进行经颅多普勒检查及颈动脉的超声检查及 CT 检查。检查结果提示老王的颈动脉系统及椎基底动脉系统均有血流速度加快（图 2-1-1），超声提示颈内动脉斑块形成（图 2-1-2）。颅脑 CT 脑内有多处腔隙性梗死（图 2-1-3）。除了脑梗死，老王还被诊断为短暂性脑缺血发作、高脂血症、高血压病等。老王头"大"的原因终于找到了，医生根据病情给老王开出了相应的治疗方案及后续随诊计划。

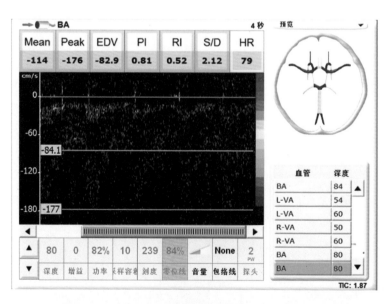

图 2-1-1　TCD 提示：椎基底动脉系统血流速度加快

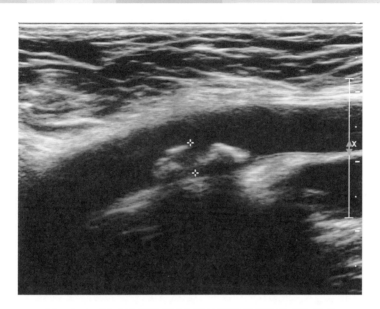

图 2-1-2　颈动脉超声提示多发动脉粥样硬化伴斑块形成

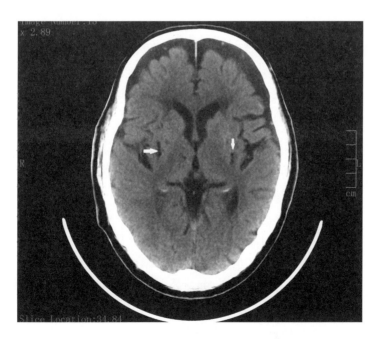

图 2-1-3　CT 提示脑内有多处腔隙性梗死

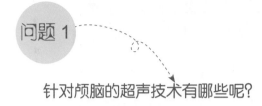

针对颅脑的超声技术有哪些呢？

多普勒超声检测术是一项测量颅内与颅外动脉血流的速率与搏动性的技术。在神经科学方面，经颅多普勒（transcranial doppler，TCD）超声技术及彩色多普勒超声影像检查最常应用。通过超声技术可以评估脑血管的自身调节功能、探测大血管闭塞情况、监测急性中风时血管再通情况等。

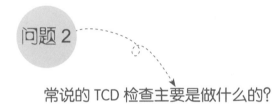

常说的 TCD 检查主要是做什么的？

当超声波进入人体组织后可被传递、吸收、反射以及散射，经颅多普勒（TCD）检查主要通过超声测量血流速度，评价颅内和颅外动脉系统血管是否狭窄或者闭塞，判断血管重建后侧支循环的建立情况，当然，先进的 TCD 设备还可以实时监测我们的颅内血管内是否有栓子等。

TCD 对各种原因引起的血管狭窄有个没有创伤的诊断方法。血管狭窄的原因有：动脉硬化症、脑血管痉挛、烟雾病、镰状细胞病、血管炎、血栓再通、炎症、肿瘤诱导的血管狭窄或延伸等。颅内血管狭窄使得血流通过狭窄部位时，因血流量不变，血管管腔横截面面积减少，而导致血流速增加。血流速度的增加可以直接提示各种原因导致的颅内血管狭窄。

TCD 超声的另一项诊断功能是根据频谱信号，监测颅内栓子。栓子是与流动的正常血液成分不同的物质，如血栓或气泡。在周围血液和栓子之间有一充分的界面，可以获得显著标记的频移，利用录音外放设备可以听到栓子声音，并可看到频谱轨迹。颅内栓子检测对于卒中先兆病人，神经血管及其他外科手术的监测都具有重要意义。

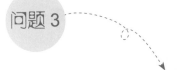

问题3

彩色多普勒超声影像检查能看到什么？

彩色多普勒超声影像实际上是脉冲多普勒与二维实时 B 超影像的结合，是对颈部大血管及脑血管的可视化影像。通过超声影像检查我们既可以看到血流的速度，也可以看到血管的实时影像，更明确地查明血管病变、狭窄甚至血管瘤的位置、大小及范围。有时医生也会用彩色超声多普勒影像检测脑出血，包括梗死后出血、动静脉畸形破裂出血。尤其是在筛查颈动脉粥样斑块方面超声影像检查有明显的无创优势。目前可以作为脑血管病数字减影血管造影技术（DSA）前的一个筛查工具。同时还可以作为动态监测的随诊方法。在超声随诊的过程中，如果颈动脉血管的狭窄超过了管腔的一定比例，医生会建议您及早进行颈动脉内膜剥脱术或者支架治疗。现代神经重症医学的发展，可以使我们利用超声技术实时监测颅内血管的形态、位置，脑组织中线结构的偏移甚至监测进行性脑水肿及颅内压力的监测。

（魏俊吉）

第二节 能看透眼睛的"眼睛"

王伯伯今年 57 岁，退休在家。半年前王伯伯自觉视力有所下降，并有时看事物会出现重影。王伯伯自认为是年龄大了老花眼的缘故，未予重视。而近 2 月王伯伯看事物越来越模糊并且夜间基本看不清什么东西。于是王伯伯到医院检查，经眼科专家的建议王伯伯做了视力及眼部超声的检查（图 2-2-1），综合视力检查结果，王伯伯被确诊为白内障。

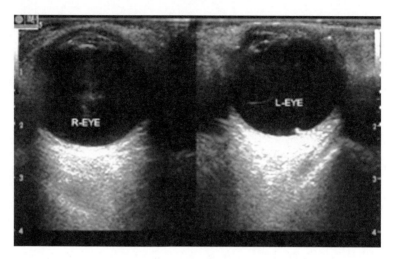

图 2-2-1　白内障眼部超声图片

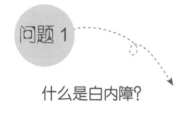

什么是白内障?

晶状体是眼内一重要结构，位于眼部前方（图 2-2-2）。晶状体就像照相机的镜头一样，通过聚光作用，能使人们对或远或近的物体看得清清楚楚。正常情况下，晶状体透明且富有弹性。如果晶状体出现混浊，并影响视力即为白内障。

目前白内障的病因尚不完全明确，目前人们认为造成白内障最常见的原因是人体的自然老化，即老年性白内障。随着年龄的增加发病率增加，尤其是 60 岁以上的老年人更加明显。由于白内障的发病不痛不痒，在早期很难引起老人们的重视，只有到了中晚期几乎看不清事物才开始着急。这是造成白内障致盲的重要原因之一。

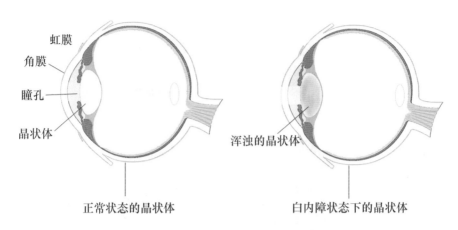

虹膜
角膜
瞳孔
晶状体

浑浊的晶状体

正常状态的晶状体

白内障状态下的晶状体

图 2-2-2 正常眼球与白内障眼球的示意图

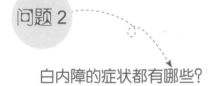

白内障的症状都有哪些?

白内障的症状主要有（图 2-2-3）：

（1）视力逐渐下降，视物模糊，最明显也是最主要的症状。

（2）夜间视力下降。

（3）视物颜色变暗或变黄。

（4）视物变形或有重影。

（5）老花眼减轻等。

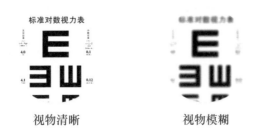

视物清晰　　　　　　视物模糊

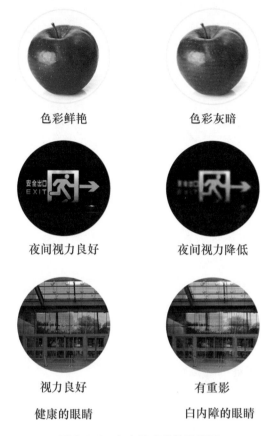

图 2-2-3　白内障症状的示意图

问题 3

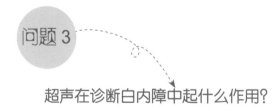

超声在诊断白内障中起什么作用?

　　既往对老年性白内障通常用裂隙灯检查，但当晶状体混浊严重时，裂隙灯检查不能起到明确诊断的作用。由于超声不受屈光、间质混浊程度的限制，它可全面了解眼球内部结构，探及裂隙灯检查不到的部位。眼球位置较表浅，高频探头超声可使病变清晰成像，并且能实时动态多方位检查，为临床提供高清晰度的超声断层图像，有助于白内障的分期诊断；并且可同时对白内障术后的并发症能作出明确诊断。

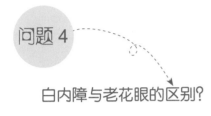

白内障与老花眼的区别?

老花眼的学名即为老视，这是一种生理现象。随着年龄的增长，晶状体的弹性下降，眼部调节肌（如睫状肌）的功能与调节能力下降，因此看远物时清晰，但看近物如看报纸等则模糊不清。对老花眼的患者可通过佩戴老花镜以便看清楚近处物体。

白内障是一种病理现象，老年患者出现看近物清晰（即近视的症状），看远物模糊不清楚，感觉眼前有一层膜。手术是白内障患者唯一有效的治疗方法。

当老花眼患者突然能够离开老花镜看清东西时，其实这并不是一种好的现象，反而提示得了白内障的可能性很大。因此，出现上述症状时应该及时到医院就诊，早期发现白内障病变，以得到有效的治疗控制其进展。

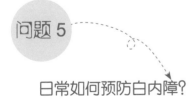

日常如何预防白内障?

那么我们应该如何预防白内障呢？如果平时我们注意一些生活细节，则可减少或减轻白内障的发生和进展。特别需要注意的有以下几点：

（1）避开强光紫外线，平时减少在烈日下的活动，外出时应佩戴太阳镜或大帽檐的遮阳帽。

（2）避免身体内缺水，老年人体内缺水是引起晶状体混浊的原因之一，因此要养成多饮水的习惯。

（3）每次用眼时间不应过长，如减少看报纸，看电视的时间等。

（4）对糖尿病患者，应控制好血糖。

（5）减少辐射；避免外伤等。

（6）多吃富含维生素 C 及维生素 B_2 的食物。

（徐景竹）

第三章

交通要道上的门神：颈部重要
器官甲状腺和颈椎动脉

第一节　从脾气大小看甲状腺功能

　　17 岁的莉莉是一个胖乎乎的小姑娘，今年刚上大学，寒假回家，妈妈发现她明显瘦了很多，人也没有以前精神了，起初妈妈还以为她是在自己偷偷减肥，把她批评了一顿。可委屈的女儿告诉妈妈，她并没有减肥，只是近来经常会感到心慌、怕热，还多汗，很容易饥饿，平日脾气暴躁，与同学一言不合就会吵起来，夜里睡眠也不好（图 3-1-1）。

　　莉莉的妈妈担心了，女儿今年刚上大学，会不会是因为还不适应大学生活，还是课程太多学习累的，还是女儿生了病？于是她带着女儿来看医生，经检查，原来女儿是得了甲状腺功能亢进症。内分泌医生告诉她们：必须马上接受治疗，否则会影响她的日常生活，严重的话甚至会危及生命。

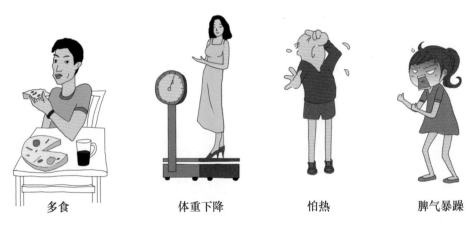

多食　　　　　　体重下降　　　　　　怕热　　　　　　脾气暴躁

图 3-1-1　怕热多汗，多食，体重下降，脾气暴躁

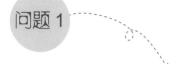

什么是甲状腺？它主要有什么用呢？

　　正常甲状腺个头很小，像一个张开了翅膀的蝴蝶一样趴在脖子上，位于颈部气管前方（图3-1-2、图3-1-3）。它最主要的功能是分泌甲状腺素，这种激素对人体发挥着不可替代的作用。甲状腺素是一把双刃剑，既不能多，又不能少，需与人的年龄、身体状态相匹配才能发挥积极的作用，否则会引起机体功能紊乱。

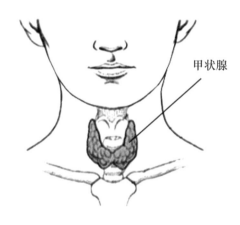

图 3-1-2　甲状腺解剖位置

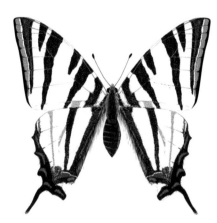

图 3-1-3　甲状腺似张开翅膀的蝴蝶

　　甲状腺分泌的甲状腺素到底有什么作用呢？它在调节人体的新陈代谢和促进长骨、脑和生殖器官等的生长发育方面起着至关重要的作用，尤其是婴儿期；同时甲状腺素能够提高中枢神经系统的兴奋性。甲状腺对身体的每一个细胞都有影响，如你的基础体温、基础心率、血压的高低，胃肠道蠕动的速度快慢等，都由甲状腺决定的，可以说它对身体的影响无处不在（图3-1-4）。

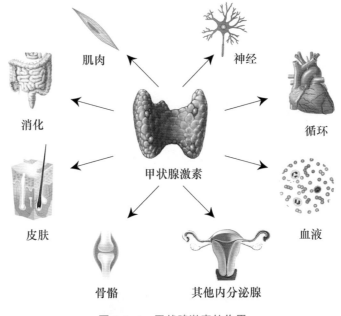

肌肉

神经

消化

循环

甲状腺激素

皮肤

血液

骨骼

其他内分泌腺

图 3-1-4　甲状腺激素的作用

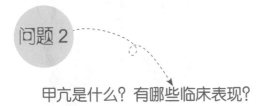

问题 2

甲亢是什么？有哪些临床表现？

当甲状腺激素分泌过多时，就会发生甲状腺功能亢进症，简称甲亢。从刚出生的婴儿到年过古稀的老人，任何年龄段的人均可以得甲亢，但是甲亢最常见于 20 ～ 40 岁的青中年女性。女性多于男性，女性甲亢病人约为男性的 4 ～ 6 倍。过多的甲状腺激素对身体是有害的，会对身体内多个系统造成影响。比如甲亢可以引起紧张、焦虑、易怒、爱生气、睡眠差；怕热、出汗多；心悸、心率加快；脖子增粗；眼球突出，"爱瞪人"；食欲增加，但体重下降；肌肉无力、疲乏；大便次数增多；月经稀少等；值得注意的是，并不是每一个病人都会出现以上所有的表现，有的人症状不典型，可能仅出现一种或几种症状，或以一种表现为主，其他表现不明显，因此即使仅出现了一种以上表现也应考虑到甲亢的可能性。

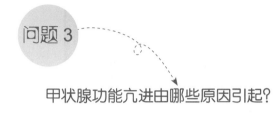

甲状腺功能亢进由哪些原因引起？

和大多数疾病一样，甲亢的发病机制包括遗传、环境、免疫异常等许多因素。很多甲亢患者亲属都患有甲状腺疾病。另外，生活、工作压力大也是甲亢发病的一个重要原因。引起甲状腺功能亢进的疾病包括弥漫性毒性甲状腺肿、结节性毒性甲状腺肿、甲状腺自主高功能腺瘤、有功能的甲状腺癌、亚急性甲状腺炎及桥本甲状腺炎等疾病。

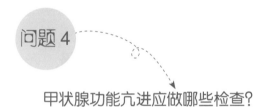

甲状腺功能亢进应做哪些检查？

血甲状腺功能检测和甲状腺超声是这类患者的常规检查项目。

通过测定血清中的甲状腺激素和促甲状腺激素的水平，判断是否为甲状腺功能亢进。当血清中的甲状腺激素（包括 T_3、T_4、游离 T_3、游离 T_4）水平增高，促甲状腺激素（TSH）水平降低时，说明患有甲状腺功能亢进。

甲状腺超声检查并不能诊断是否患有甲状腺功能亢进，但对于甲状腺功能亢进的患者可以初步判断其病因。甲状腺超声可以测量甲状腺的大小判断是否存在甲状腺的增大。甲状腺的超声表现分为两种类型：弥漫性病变和局灶性病变。弥漫性病变主要是甲状腺的体积增大，弥漫性的回声减低，或者甲状腺内出现了片状的回声减低区，这多数是由甲状腺炎或者甲状腺肿引起的（图3-1-5）。局灶性的病变即我们平常所说的"甲状腺结节"，甲状腺结节包括结节性甲状腺肿、腺瘤、炎性结节、甲状腺癌等，其中95%为良性结节，因此查到甲状腺结节不需要过度的焦虑（图3-1-6）。

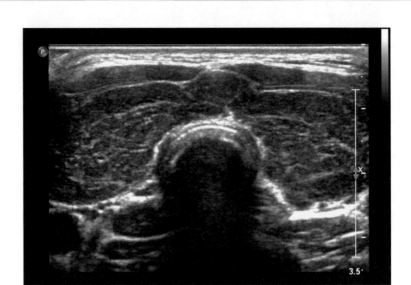

图 3-1-5　甲状腺弥漫性病变

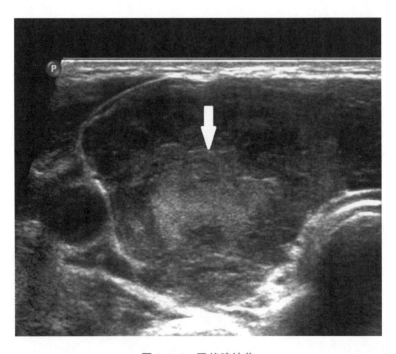

图 3-1-6　甲状腺结节

问题 5

甲状腺功能亢进的治疗方法包括哪些？何时需要手术治疗？

甲状腺功能亢进常用的治疗手段包括药物治疗、^{131}I 治疗和手术治疗。病情轻、中度可以采用药物治疗，缺点是容易复发。甲状腺功能亢进的病人很少需要手术，当存在以下情况时考虑手术：中重度甲亢，长期服药无效、停药复发或无法坚持服药的人；胸骨后甲状腺肿；甲状腺肿大明显，严重影响病人的生活和工作；压迫气管、食管或神经的患者。甲亢是可能完全治好的疾病。因此得了甲亢后要及时到医院治疗，合理的治疗方案可以使病情得到控制，使各种症状减轻或消除，恢复到生病前的状态。多数的甲亢病人经过治疗后可以治愈，不再复发。但也有一些病人可能会复发，但即使复发的病人最终也可以治愈。治愈以后，病人的各个器官的功能都会逐渐恢复正常，对今后的生活、工作都不会遗留任何影响。

问题 6

甲亢病人平时需要注意什么？

由于甲亢病人新陈代谢比较旺盛，能量消耗比正常人多，因此应该给予高热量、高蛋白质、高维生素、容易消化的饮食。要多吃肉、蛋、豆类食物和各种新鲜蔬菜，多饮水，切忌咖啡、浓茶等刺激性的饮料。

甲亢的病人要注意多休息，不仅不要参加竞赛类的体育锻炼和重体力活动，同时应该避免过强的脑力活动。但是，如果病人的工作中体力和脑力活动都不紧张，比较悠闲，也可以不用完全停止工作。

（赵瑞娜）

第二节　有气无力的东方美人

　　小静今年 26 岁，从小就体质羸弱，隔三差五发热感冒，家人好不为其操心。这次也是一样，淋雨受凉后又开始发热了，体温 38℃，出现了咽痛，随后出现咳嗽，运动后胸闷气短。先后使用青霉素和头孢等多种抗生素后，她的热度退了，喉咙也不痛了，但仍然时不时喘不上气来，这可吓坏了她的爸爸妈妈，家人忙把她送到了当地的大医院。主治医生为她详细制订了一套全面的检查，包括心脏听诊、肺部听诊、量血压、抽血、做 CT 等等，约 1 周后，检查结果都出来了，医生告诉小静，她的病情很复杂，在听诊过程中发现她有肺动脉压力增高体征，血液检查结果也显示存在炎性病变，血管的 CT 检查发现右肺动脉狭窄伴血管壁增厚及主动脉弓与右头臂干动脉瘤。她得了一种不太常见的疾病：大动脉炎。需要尽快开始大剂量糖皮质激素治疗联合免疫抑制剂治疗。

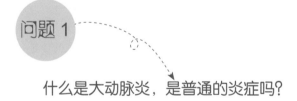

问题 1

什么是大动脉炎，是普通的炎症吗？

　　大动脉炎不是平常意义上的炎症，是一种累及主动脉及其主要分支的慢性非特异炎性疾病，发病年龄 < 50 岁，幼儿至中年均可发病，以青年女性多见，在亚洲人中常见。在疾病早期，大动脉炎往往只表现为非特异全身炎性反应，包括发热、乏力及体重下降；而在其造成受累动脉狭窄后，则渐出现相应组织器官缺血的症状、体征及相应部位动脉杂音。若颈内动脉和椎动脉受累（图 3-2-1、图 3-2-2），常出现头晕、头痛、晕厥、偏瘫等脑缺血表现，

也可因缺血性视网膜病变出现视力减退或失明；若锁骨下动脉和髂动脉受累，常出现肢体疼痛、无力、间歇性跛行、动脉搏动减弱或消失及肢体血压不对称；若肾动脉受累，出现高血压；肺动脉受累，出现胸闷憋气。

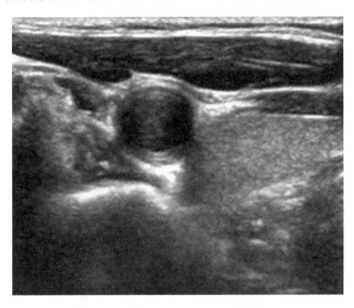

图 3-2-1　右侧颈总动脉短轴显示内中膜弥漫性增厚，符合大动脉炎表现

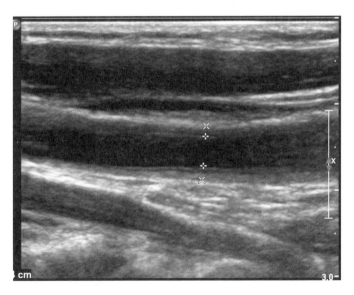

图 3-2-2　右侧颈总动脉长轴显示内中膜弥漫性增厚，符合大动脉炎表现

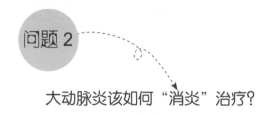

大动脉炎该如何"消炎"治疗？

随着病情进展，患者血管病变会进行性加重，因此，对确诊后的患者应积极治疗，促进炎性病变缓解，控制疾病进展。治疗方法包括激素、免疫抑制剂控制炎症后，介入或外科手术解除动脉狭窄引起的症状。

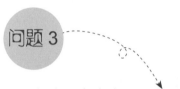

大动脉炎患者需要如何随访自己的病情？

需要定期评价血管病变程度，其中考虑到经济性和安全性，常采用血管超声检查，除此之外，还可使用核磁血管成像，若出现疾病活动的信号时，须积极治疗。

（赖兴建）

第三节　反复出没的颈部小瘘口

邱小妹那年 17 岁，上高中二年级，亭亭玉立，非常活泼可爱，可是最近整天长发遮面，郁郁寡欢。因为脖子的老问题又出现了，自从 1 岁起，左侧颈部靠近下颌骨的地方无缘无故地肿胀、流脓，使用抗生素后慢慢就好了，

10岁之前几乎每年都会犯上几次。父母带她去县医院看医生，大夫说这是软组织脓肿，这个地方的手术很不好做，血管神经之类的太多了，而且弄不好脖子上留个大瘢痕可就不好看了。小邱每次发病都不愿意去上学，不想让小伙伴们看到自己脖子上长了个包，还流黄色的水，可是这么下去也不是办法，所以父母在她10岁的时候带她做了脓肿的切除手术。

可是就在两个月前，脖子上又出现红肿、疼痛、流脓液，父母很着急，立即带她去医院，这次大夫给她开了超声检查，观察颈部肿物的性质，超声发现左上颈部软组织内囊实性回声，上起咽底，穿越甲状腺上极及胸锁乳突肌，到达皮下软组织，其内可见气体及脓液杂质流动，彩色多普勒超声还显示其内有较丰富的血流信号。结合邱小妹的整个病史，超声大夫诊断她左上颈部囊实性包块，符合来源于梨状隐窝的先天性第三腮裂瘘（图3-3-1）。手术证实邱小妹皮肤红肿的位置有一个开口，沿着往里探查，周围有大量的瘢痕与内部的组织器官粘连，其内还有积存的脓液，最后在她喉部梨状隐窝处发现一个隐匿的开口。大夫小心翼翼地保护好颈部的血管和神经，把管道喉部的开口给结扎封闭，然后依次把瘢痕组织和别的组织器官分离开，完整地切除了整个病灶。现在三年过去了，邱小妹的脖子再也没有出现过讨厌的红肿和流脓了。

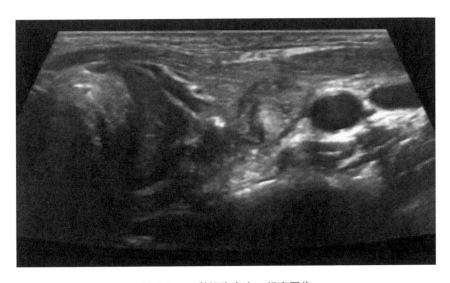

图 3-3-1　梨状隐窝瘘口超声图像

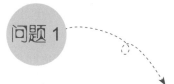

问题 1

什么是腮裂瘘？和腮裂囊肿是一回事么？

首先我们来认识一下腮裂（图 3-3-2）。这个结构出现于妊娠第四周，从头侧向足侧，分为第一、二、三和四腮裂。可别小看这个腮裂，它是由三个胚层的细胞成分构成的（胚层就是胚胎形成时的一群细胞，人的长大都是从胚层开始的，然后发育成各个器官、脏器的原基，之后器官逐渐长大；一般来说，外胚层形成表皮和神经组织，内胚层形成肠腔上皮和消化腺上皮，中胚层形成骨骼、肌肉、血液、淋巴和其他结缔组织）。四个腮裂的发育并不均衡，以后又全体融合，这个结构正式消失，仅保留第一腮裂的一部分组织形成外耳道。目前人们认为，如果在胚胎发育的过程中保留了最初的腮裂结构，则形成腮裂囊肿，如果囊肿一端有口或管道与外界相通时，则称为瘘管。其实这两者的本质相同，差别在于有无开口或管道存在。

两者均可以在幼年或年长时因为颈部肿块或局部形成脓肿而被发现，因病灶的大小、部位不同，受累的邻近器官不同，若压迫食管，则出现吞咽困难；若压迫喉部神经，则出现声音嘶哑等症状。一般腮裂囊肿对人体的影响不大，常表现为颈部包块，局部无压痛且生长缓慢，多位于上颈部。若位置浅表则可以触及，往往边界清晰、活动度好，压之可有波动感，无压痛，与皮肤无粘连；若位置深在，位于颈部厚厚的肌肉的后方，则需要特殊的成像设备来帮忙，如超声、CT、MRI 等都能帮助临床医生确定囊肿的部位、大小、内部成分及与周围组织的毗邻关系等等。腮裂瘘的临床表现比囊肿复杂得多，因为内部有曲折及引流不通畅的瘘管存在，局部容易继发感染，出现红肿、疼痛，很多时候伴有瘘管内外口脓性分泌物流出。对于瘘管，不做处理或手术切除不够彻底，都会反复发作，使患者饱受困扰。

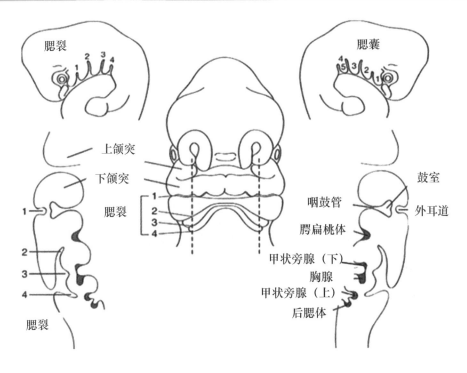

图 3-3-2　腮裂组织学与胚胎学图像

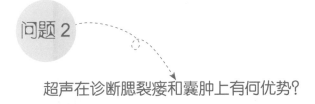

超声在诊断腮裂瘘和囊肿上有何优势?

　　虽然腮裂瘘和囊肿不会危及生命，但还是会影响其生活质量，特别是瘘管合并感染并反复发作时，精神和身体都会带来很大的不适，因此，早期得到正确的诊断是得到恰当治疗的保障。超声在诊断腮裂囊肿（图 3-3-3）和瘘管（图 3-3-4）方面具有很大的优势。超声定位准确，超声无辐射、操作相对简便，对于病例初诊和随访都有重要意义。但超声亦不是万能的，受到成像方式、探测深度、广度的限制，在显示病灶的整体性方面存在缺陷，另外，亦受到熟练程度的影响，可能不同的观察者之间存在差异，因此，必要时需结合其他影像学手段如 CT、MRI，以便完整、安全地切除病变和预防复发。

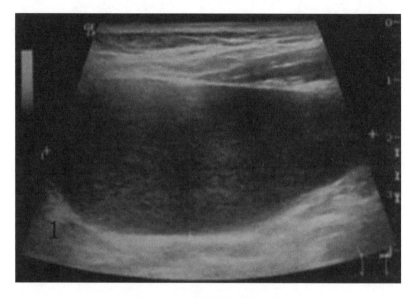

图 3-3-3　腮裂囊肿超声图像

无回声，内部多数点状回声漂浮，挤压时可移动

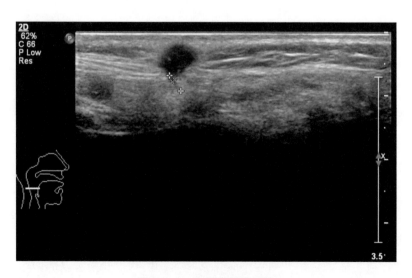

图 3-3-4　腮裂瘘超声图像

不规则低回声后方显示瘘管回声，呈"蝌蚪征"

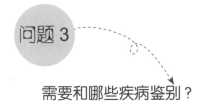

需要和哪些疾病鉴别？

我们是否可以把所有的颈部包块都归为腮裂瘘管和腮裂囊肿？当然不可以。因为这个区域的包块来源非常广泛，按比例讲，腮裂囊肿和腮裂瘘管相对少见，其他更常见的是反应增生性淋巴结，来源于皮肤、淋巴、血管、神经的肿块如淋巴管瘤、血管瘤、神经纤维瘤等，甲状腺结节、腮腺来源肿块如腮腺混合瘤、转移性癌肿等，婴幼儿的颈部肿块还应与斜颈鉴别。

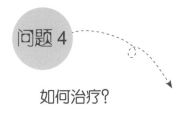

如何治疗？

腮裂瘘需要手术完整切除瘘管。术前可借助特殊成像方法标识瘘管走行，便于外科医生术中识别。瘘管与舌骨有粘连时，舌骨应切除一部分以免复发。腮裂囊肿不适宜做抽吸或注射硬化剂等。除非急性感染必须切开引流，其他情况都要手术完整摘除囊肿才能治愈。

（刘如玉）

第四节　我的甲状腺去哪儿了

30岁的赵女士在单位体检做超声检查时发现，正常颈前甲状腺部位没有看到甲状腺，这是怎么回事呢？她的甲状腺到哪里去了呢？赵女士着急了，急忙到医院进行检查，生怕自己有什么重大疾病。到了医院，医生问她有哪里不舒服吗？可她从没觉得有什么不舒服呀。医生在她的颈前反复触摸，确实没有摸到甲状腺。医生给赵女士开了甲状腺功能的生化检查及颈部甲状腺超声检查。化验结果显示赵女士的甲状腺功能完全正常。颈部超声检查在正常颈前甲状腺床处没有发现甲状腺腺体，这就只有一种可能了，赵女士的甲状腺没长在颈前中部甲状腺床，而是长在别处了。那么甲状腺到底跑哪儿去了呢？经过反复细致的扫查，医生终于发现在腋窝位置有一个酷似甲状腺腺体回声的结节，后经放射性核素扫描证实为异位的甲状腺。

问题 1

"异位甲状腺"是什么病？它是如何发生的呢？

人类甲状腺正常位于颈前区域，异位甲状腺是指在身体其他部位出现的甲状腺组织，为较常见的甲状腺发育不全类型之一。人群中异位甲状腺很罕见，多发生在女性。当颈前正常位置甲状腺缺如时异位甲状腺被称为迷走甲状腺（aberrant thyroid）；而当颈前正常位置存在甲状腺时，异位甲状腺则称为副甲状腺（accessory thyroid）。前者发生率占异位甲状腺的 70% ～ 80%。异位甲状腺可发生于人体的任何部位，多见于舌底、气管、颌下、颈后方，也可见于腋下、扁桃体、颈动脉附近、虹膜、垂体、心脏、升主动脉、胸腺、食管、十二指肠、胆囊、胃壁、胰腺、肠系膜、肝门、肾上腺、肾、骶骨等部位。

问题 2

异位甲状腺有什么临床表现呢？

异位甲状腺可不引起明显的临床症状，当其发生肿大或其他病变时方被注意。其临床表现缺乏特异性，与发生部位、病变性质及有无功能改变等有关，多表现为颈中线或颈侧部位无痛性肿块，触诊肿块质地中等、表面光滑、边界清楚、可随吞咽移动。因包块大小、部位各异，使不同的邻近器官受累，可表现为疼痛、吞咽、呼吸和发音困难及刺激性咳嗽等压迫症状。

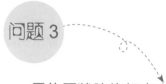

问题 3

异位甲状腺的超声表现有哪些呢？

异位甲状腺超声表现的多样性与其合并病变的性质有关。单纯性的异位甲状腺，其回声与正常甲状腺回声相似（图 3-4-1）。合并病变的异位甲状腺，超声表现与相应病变的超声表现相一致。

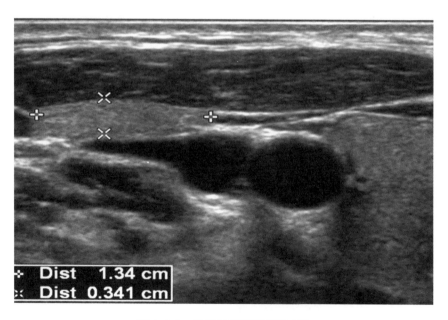

图 3-4-1　异位甲状腺超声声像图

声像图中左上方为异位甲状腺，位于正常甲状腺的外上方，大小约 1.3cm×0.3cm

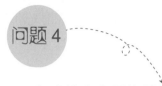

问题4

超声检查在异位甲状腺的诊断中有什么优势吗?

超声是非常重要的诊断异位甲状腺的影像学方法,对异位甲状腺组织定位准确,能够判断其与周围组织、器官的毗邻关系,并提供内部结构信息、血供状态,声像图具有典型的成像特征,如果仔细分析鉴别,能够为临床提供不可或缺的诊断信息,帮助明确诊断和治疗方案的选择。超声无辐射、操作简便、安全,可以反复多次进行,对于病例初诊和随访都有重要意义。

(朱沈玲)

第四章

雾里看花：胸部超声检查

第一节 呼吸困难都是它惹的祸

许爷爷今年76岁，2个月前因咳嗽、咯血到医院检查，在接受了全面的检查（胸片、胸部CT、胸腔镜等）后，医生诊断为中央型肺癌。因年龄及身体的各项指标不能进行手术治疗，许爷爷一周前感到胸憋、呼吸困难入院，经医生的初步叩诊，认为许爷爷可能出现胸腔积液，需要影像学检查的进一步证实。由于许爷爷行动不便，医生给许爷爷开了床旁超声检查。超声结果提示胸腔内大量胸腔积液（图4-1-1），并标出了穿刺最佳进针点。在超声的提示下，医生成功地抽出胸水，许爷爷的呼吸状况得到了明显的改善。

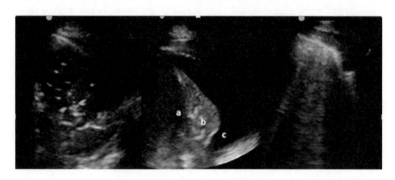

图 4-1-1　胸腔积液超声图像

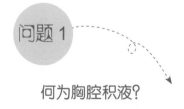

问题 1

何为胸腔积液？

正常情况下，胸膜腔内会有少量的液体（3～30ml）以减少脏层胸膜和壁层胸膜的摩擦，当然这少量液体的产生与吸收处在一种平衡的状态。如果身体发生某种疾病打破这一平衡状态，导致胸膜腔内的液体产生过快或吸收过缓，那就会产生胸腔积液（俗称胸水）。

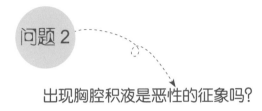

出现胸腔积液是恶性的征象吗？

胸腔积液从性质上可分为两大类，即渗出性及漏出性。渗出性的病因很多，但归纳起来也分两大类：一类是炎症性病变所致，如由细菌、病毒或真菌等感染胸膜引起感染性炎症，导致胸腔积液，或由于肺栓塞、胰腺炎、结缔组织疾病等非感染性炎症引起胸腔积液；第二类是肿瘤性，如癌肿长在胸膜上或转移侵犯胸膜引起积液，如胸膜间皮瘤、肺癌、乳腺癌、胃癌等。漏出性胸腔积液的病因，可以是全身性疾病，如低蛋白血症、过敏性疾病，也可以是某器官的病变，如充血性心力衰竭、肝硬化、肝阿米巴病、胸导管破裂等。因此不管是良性病变还是恶性病变均可出现胸腔积液。

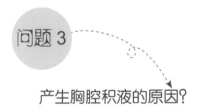

产生胸腔积液的原因？

产生胸腔积液的原因很多，当临床医生面对一个胸腔积液的患者，需要从很多方面去考虑，以做出正确的诊断。从胸腔积液产生的动力学方面分析，有以下疾病应予考虑：

（1）胸膜毛细血管内静水压增高，如血容量增加、充血性心力衰竭、缩窄性心包炎等。

（2）胸膜毛细血管通透性增加，如结核病、肺炎、类风湿关节炎、恶性肿瘤转移等。

（3）胸膜毛细血管内胶体渗透压降低，如肝硬化、低蛋白血症、肾病综合征、急性肾小球肾炎等。

（4）壁层胸膜淋巴引流障碍，如癌症导致的淋巴管阻塞等。

（5）损伤所致胸腔积血，如食管破裂、主动脉瘤破裂等。

（6）医源性：药物导致的胸腔积液，如胺碘酮、苯妥英钠等。

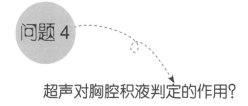

超声对胸腔积液判定的作用？

检查胸腔积液的方法有多种，临床医生通过叩诊就可了解患者是否有胸腔积液。但对胸腔积液量的精确评估、该不该抽水、在哪进针抽水，这些都需要进行超声检查之后，医生给予全面评估后才能给予处理。另外，超声在检查胸腔积液时不仅能准确地对胸腔积液定位，而且还能观察积液的回声对其性质进行评估，并能观察周边脏器的情况。

（徐景竹）

第二节　可怕的小包块长在肋骨上

林阿姨今年刚刚55岁，在一家大型公立医院里担任领导工作。工作比较繁忙，一天傍晚加班结束后，突然有些头晕，身子一歪，右侧肋骨碰到了桌子角上，手一摸，居然发现右胸壁上有一个花生米大小的小包块（图4-2-1），按上去，还稍微有些痛。

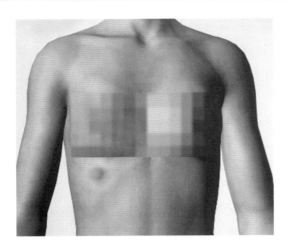

图 4-2-1　胸廓包块

　　林阿姨身体一向非常结实，虽然不在临床一线，但天天在医院里耳濡目染，了解很多的医学知识。当时她想自己真是老了，娇气了，碰一下，软组织就碰破了，成血肿了。由于最近刚刚查体，结果显示血细胞都在正常范围，所以，林阿姨就决定先不管它了。

　　二个月过去了，林阿姨没有什么不舒服的，只是洗澡时发现右侧胸壁的小包块越来越硬，个头也越来越大，疼痛虽然不明显，但总觉得很不舒服。于是还是到超声科去查一查，这个检查没有射线，又很方便，看看血肿到底长成什么样了。很快，超声结果出来了：右侧肋骨实性占位，局部骨质破坏，考虑肿瘤转移（图 4-2-2）。

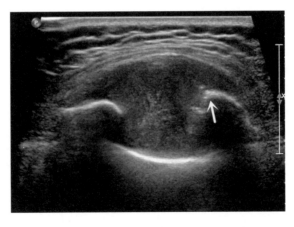

图 4-2-2　右侧肋骨实性占位，超声显示骨质不连续

对于这个结果，林阿姨很震惊，肿瘤转移，哪个地方的瘤子转移过来的？这个瘤子又是什么时候长出来的？林阿姨回忆起来，大概在两年前，体检超声发现腹腔有多量积液，为了明确诊断，做腹腔镜检查、腹膜活检，但未找到瘤细胞，腹腔镜手术后积液莫名其妙就消失了。以后自己一直在按时体检，体检很全面，甲状腺、颈部血管、心肺、腹部器官、子宫附件都要检查，而且常规的化验结果都在正常范围，这到底是怎么回事？

随后，林阿姨在专家的指导下进行了更加全面和细致的检查，包括超声、CT 和 PETCT，发现腋下有数枚可疑的淋巴结肿大，CA125 为 544U/ml，明显升高。经过医生讨论，遂行肋骨肿物切除活检、右侧腋窝淋巴结活检。病理回报：肋骨及胸壁纤维组织内见乳头状腺癌浸润；淋巴结转移性腺癌，考虑为浆液性乳头状癌。于是半个月后，林阿姨又做了一个大手术：全子宫、双附件、大网膜、阑尾切除术＋盆腔腹膜淋巴结切除术＋肝门区腹膜后淋巴结切除术。术后病理仅发现第一肝门和腹主动脉旁淋巴结转移性浆液性乳头状癌，卵巢及其他切除组织均为正常组织。临床诊断为卵巢外腹膜浆液性乳头状癌合并肋骨及腋窝、腹膜后淋巴结转移。

手术后 CA125 降低至 232U/ml。术后林阿姨进行了完整、规律的化疗、放疗，治疗结束后 CA125 降至 19.0U/ml（正常参考值范围 1 ～ 35U/ml）。目前，五年过去了，林阿姨每年会来做两次超声检查，所有被检脏器都提示未见异常。

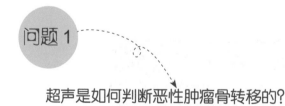

问题 1

超声是如何判断恶性肿瘤骨转移的？

骨的病变可以使用多种影像手段来评估。超声可以用于评估创伤、良性和恶性肿瘤。骨主要由骨组织构成，具有骨膜、骨质和骨髓（图 4-2-3），超声很难完全穿透正常骨组织，不易得到完整的超声图像。在成人仅可见浅表的骨皮质回声，内部骨髓结构与正常骨膜不能显示。正常骨皮质连续性良好、平直光滑，呈致密的强回声带后伴声影（图 4-2-4）。骨肿瘤时骨皮质连续性中断，中段处的异常回声可以突出到周围的软组织中。而且超声可以引导经皮肿瘤的穿刺诊断。

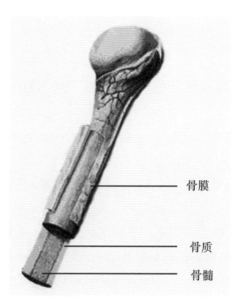

图 4-2-3　骨的结构

骨膜

骨质

骨髓

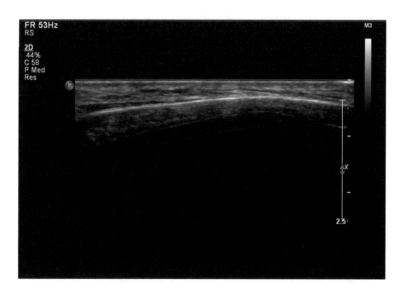

图 4-2-4　超声显示正常骨的结构

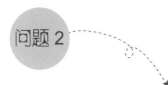

问题2

什么是卵巢外腹膜浆液性乳头状癌？林阿姨的原发灶在哪里？

卵巢外腹膜浆液性乳头状癌（extraovarianperitonealserous papillary carcinoma，EPSPC），又称原发性腹膜癌、正常大小卵巢癌综合征等。病变原发于腹膜，呈多灶性发生，而双侧卵巢大小正常，无肿瘤浸润或仅表面有微小浸润。属少见疾病，近年来发病率呈上升趋势。大多发生于老年女性，年龄55～65岁，较原发的卵巢癌晚3～7年。患者常见腹胀、腹痛和腹水等非特异性消化道症状（与卵巢癌相似），同时常伴有血清CA125水平的升高（与卵巢癌相似，但是程度较卵巢癌高），而且腹水中发现癌细胞的比例要低很多（这一点与卵巢癌不同，大约94.3%的卵巢癌患者腹水中可发现癌细胞），即使行剖腹探查术，术中也常未能见到明显的原发病灶，若对该疾病认识不足则极易误诊或漏诊。林阿姨两年前也有一过性腹水，但未找到能够诊断的瘤细胞。最后，直到超声发现肋骨转移才得以重视并得到正确诊断。目前关于EPSPC的发病机制有两种理论：①由来源于胚胎性腺迁移路径上残留的卵巢组织恶变而来。②腹膜上皮与卵巢上皮均来自胚胎体腔上皮，具有向苗勒管分化的潜能，因此称为第二苗勒系统（secondary mullerian system，SMS），SMS日后受到某种诱变刺激可演变为EPSPC。后者解释了为什么EPSPC与卵巢癌如此相似。

70%～90%以上的患者都能观察到血清CA125的显著上升。CA125即癌胚抗原125，正常值小于35。引起CA125水平升高的原因很多，如肝炎、肝硬化、腹水、卵巢囊肿、子宫肌瘤、消化道炎症、妇科炎症、月经期、妊娠初期、子宫癌、卵巢癌等，因此CA125的升高可以是生理性或者病理性，特异性不高，因此，该指标主要用于辅助诊断，也可作为患者术后、化疗后评价疗效及监测复发的指标。

部分患者系体检或影像学检查发现异常而就诊。但最新的研究将术前影像学结果与术后病理进行对比，认为单凭影像学诊断不能鉴别 EPSPC 与转移性卵巢癌。由此可见，影像学检查对 EPSPC 的术前诊断价值有限，仍需剖腹探查结合术中所见及术后病理确诊。该疾病组织学特征与卵巢浆液性乳头状癌相类似，但临床表现缺乏特异性，因此尚未有特异性的诊断方法。在获得手术病理前常被误诊为卵巢癌、盆腹腔结核和肝硬化腹水等。

另外，本病还需要同恶性间皮瘤、腹膜原发性浆液性砂砾体癌及转移性肿瘤相鉴别。恶性间皮瘤患者常有长期的石棉暴露史，90% 发生于男性。恶性间皮瘤瘤组织常排列呈腺管、腺泡状、乳头状或实性条索状，瘤细胞多为立方形、多角形，而 EPSPC 组织多排列呈团、簇状，且多为大小不等的乳头被覆低柱状上皮细胞。间皮瘤含酸性黏液而非中性。与 EPSPC 相比，间皮瘤组织砂砾体少见。

腹膜原发性浆液性砂砾体癌往往含有较高比例的砂砾体，且核异形及有丝分裂相相对较少，提示细胞侵袭性相对较弱。

转移性腹膜癌的诊断需在卵巢、输卵管或者子宫内膜上发现原发灶，其他较少见的原发灶还包括乳房、胃肠道、肺及甲状腺，光镜下转移性肿瘤细胞多呈腺管状排列，分化多较差，且无砂砾体，并有各组织相关生物标记的表达，如：CK20 见于胃肠道腺癌，尤其是结肠；CK7 则见于肺、乳房及女性生殖道的恶性肿瘤；甲状腺转录因子 -1（TTF-1）表达于肺及甲状腺肿瘤中。

因此，林阿姨的诊断应是原发灶不明的原发于腹膜的卵巢外腹膜浆液性乳头状癌合并腹腔、腹膜后、腋窝多发淋巴结转移。

问题 3

为什么切除那么多脏器？是否过度治疗了？

由于 EPSPC 发病率相对较低，国内外尚缺乏成熟统一的临床治疗方案，目前其治疗仍沿用美国提出的卵巢癌治疗规范，即首选肿瘤细胞减灭术，辅以铂类为主的联合化疗。

一般剖腹探查术在进腹后应首先留取腹水或者腹腔冲洗液进行细胞学检查，然后自上而下探查全腹腔，以了解肿瘤浸润的范围和各器官组织受累的程度，以评估手术难度并制订计划切除的内容和切除的顺序。因 EPSPC 为多克隆起源，术中常见盆腹腔的广泛播散，为达到理想的肿瘤细胞减灭，手术范围一般包括切除大网膜、子宫、双附件及盆腔内大块肿瘤组织。

EPSPC 最可能的转移方式是淋巴转移，约 2/3 的 EPSPC 患者伴有盆腔及腹主动脉旁淋巴结的转移，有必要在初次肿瘤细胞减灭术中行盆腔及腹主动脉旁淋巴结清扫，以减少肿瘤细胞自淋巴道转移的可能性。

术后化疗对于 EPSPC 的治疗至关重要，大多数学者推荐以紫杉醇 / 多西他赛 + 顺铂 / 卡铂（TP）方案治疗，强调正规、足量、至少坚持 6 ～ 8 个疗程，其他常用的方案还包括环磷酰胺 + 顺铂（PC）方案、环磷酰胺 + 多柔比星 + 顺铂（CAP）方案，疗程不少于卵巢上皮癌的治疗。总生存期为 15 ～ 42 个月。腹腔化疗也是 EPSPC 常用的方法，在肿瘤细胞减灭术结束时可放置导管，以备术后腹腔化疗之用。

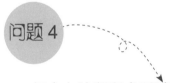

问题 4

超声在诊断和术后随访中起什么作用？

由于 EPSPC 的治疗是一个漫长的过程，而且在治疗过程中可能产生复发和出现新的转移灶，影像学手段的监测是非常重要的环节。EPSPC 是一种临床表现与晚期卵巢癌相似、在腹腔内广泛播散的恶性肿瘤。随着研究的深入，人们越来越认识到其是不同于卵巢癌的独立疾病。肿瘤细胞减灭术辅以铂类为基础的联合化疗是其治疗原则，理想的肿瘤细胞减灭术及肿瘤期别是影响预后的独立因素，新一代化疗药物的研发也将为患者带来新的希望。

（张　波）

第三节　什么都不可代替乳腺超声检查

29 岁的小王平常感觉乳腺胀痛，在月经前、劳累后或生气时会加重，自己能在左侧乳腺外侧摸到肿块，奇怪的是肿块有时会增大，有时会缩小。她赶紧上网查资料，"乳腺肿块""乳腺肿瘤""乳腺癌"……看着屏幕上堆砌这些让人深深恐惧的词，小王感到心神不定，茶饭不思，坐立不安。她去医院看了医生做了检查，医生告诉她只是"乳腺增生"，只需每年定期检查即可。可是小王不放心，又辗转多个医院，得到的答案都是"没什么大问题"，小王这才安心。

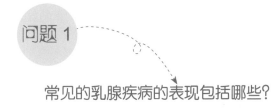

问题 1

常见的乳腺疾病的表现包括哪些？

（1）乳房肿块：很多妇女因为自己触到乳房内的肿块就医，担心自己患有乳腺癌。实际上，乳腺肿块除恶性肿瘤外，还可以由正常组织或良性肿瘤引起，包括正常的乳腺组织、脂肪组织、突出的肋骨、乳腺内的淋巴结、乳腺腺病、囊肿、脓肿、纤维腺瘤、导管内乳头状瘤、脂肪瘤等。因此当您自己触及乳房的肿块要及时就医，不需要过于焦虑。

乳腺肿物的性质与年龄密切相关，青春期的乳房肿块，以纤维腺瘤多见，妊娠期和哺乳期常见的疾病为乳腺炎症和脓肿，而对于老年妇女，良性疾病的发病率明显低于育龄期妇女，而乳腺癌的发病率增高。

（2）乳房胀痛：乳房胀痛在育龄期妇女很普遍，常在经期严重，月经结束后减轻，也可以无明显的规律。乳房胀痛最常见的原因是乳腺腺病（即我们常常说的乳腺增生），随月经周期而变化的疼痛是乳腺增生的典型症状。

（3）乳头溢液：乳头溢液也是一种很常见的表现，但大多数是由良性病变引起的。常见的原因包括乳腺导管扩张，体内催乳素升高、导管内乳头状瘤、乳腺癌。当您发现乳头溢液时，观察溢液为双乳还是单乳、多孔还是单孔、溢液的颜色，并描述给医生，这对于病情的判断是很有帮助的。乳腺导管扩张，体内催乳素水平升高引起的溢液多数是双乳、多乳管、水样或乳汁样的，导管内乳头状瘤多数为一侧的单管溢液，血性的溢液多见。乳腺癌的溢液也以单侧的血性溢液多见，因此当发现单侧单乳管的血性溢液一定要及时就医。

（4）乳房皮肤及乳头的改变：乳房皮肤出现局部凹陷呈"酒窝征"或者呈"橘皮样"（图 4-3-1、图 4-3-2），乳头新出现回缩或糜烂时，提示有乳腺癌的可能性，建议及时就医。

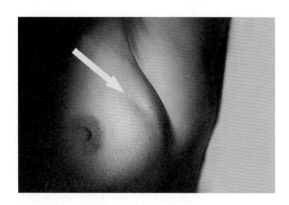

图 4-3-1　酒窝征

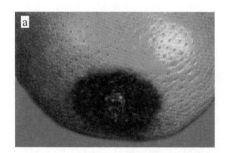
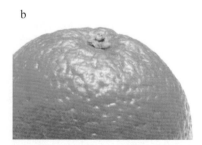

图 4-3-2　橘皮征

（5）腋窝淋巴结肿大：腋窝隆起可能引起的原因包括腋窝脂肪组织厚、副乳或淋巴结肿大。超声检查可以鉴别腋窝隆起的原因。

问题2

为什么做超声检查？超声检查和钼靶有什么不同，做了钼靶是否就可以不用做超声了？

乳腺超声检查具有经济、简便、无放射性的优点，可以多次重复检查，同时妊娠期和哺乳期女性均可以检查，非常适合乳腺疾病的筛查和随访，是评估小于30岁的女性、哺乳期女性及孕妇的可见包块的首选影像技术；超声具有实时的优点，可以针对患者疼痛或触及肿块的部位进行重点扫查，明确有无肿块，缓解患者的焦虑情绪；超声能够判断肿块为正常结构还是异常病变，对于异常病变，可以鉴定乳腺肿块的囊、实性，通过超声的特征初步判断肿物的良恶性；超声可以显示乳腺内部的细微结构；对于X线显示为致密乳腺诊断困难时，超声可以帮助排除肿瘤；另外，超声可以清晰显示腋窝及锁骨上窝有无肿大淋巴结。但是超声对于小的钙化的识别能力弱于X线，因此两者各有所长，都不能相互取代。

乳腺超声检查应该与体格检查、乳腺钼靶、其他影像结果相结合。如果以前进行过超声检查，还应该和以前的检查进行对比。

恶性肿瘤常见的超声表现为形态不规则，边缘粗糙、不整，呈锯齿状或蟹足状，没有包膜，周围可见厚薄不均的高回声晕征，内部以低回声多见，回声不均，可见散在、成簇或弥漫分布的针尖样或颗粒状钙化，后方回声可衰减，血流多丰富，可见粗大条状血流，可以伴有腋窝淋巴结的肿大（图4-3-3）。

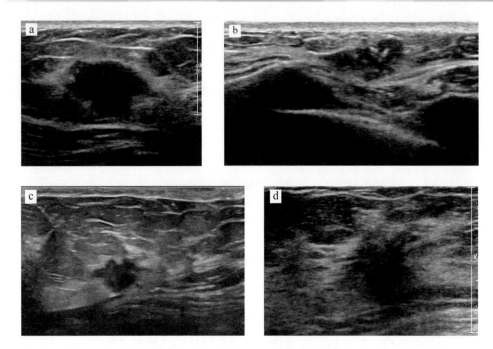

图 4-3-3　乳腺恶性肿瘤的超声表现

问题 3

常常在体检报告中看到"乳腺增生""乳腺结节""乳腺囊肿""乳腺导管扩张",它们之间的关系怎么样？是否都会发展为乳腺癌？

我们就来谈一谈这些经常在检查报告和医生口中的名词到底是什么意思？

乳腺结节是一个宽泛的医学概念，既包括良性结节，又包括恶性结节，既包括实性结节，又包括囊性结节和囊实性结节。我们提到的乳腺癌、乳腺囊肿、纤维瘤等都归属于乳腺结节。同时乳腺增生在触诊或超声上也可能有乳腺结节（图4-3-4）。

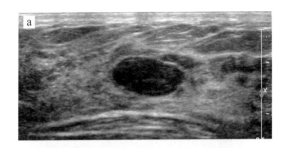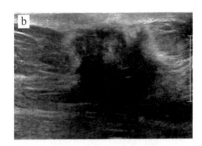

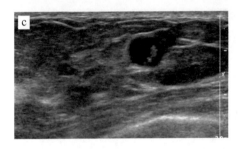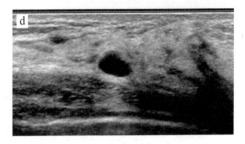

图 4-3-4　乳腺结节

　　乳腺增生是女性最常见的乳房疾病，占乳腺疾病的首位，发病率也逐年上升。据调查，70% ～ 80% 的女性都患有不同程度的乳腺增生。因此，如果您被诊断为乳腺增生，完全不需要焦虑。乳腺增生是指乳腺上皮和纤维组织增生，主要的原因是内分泌激素失调，精神因素也起到了一定的作用。在雌激素和孕激素的作用下，正常情况下乳腺是会随着月经周期的变化进行增生或复旧的改变，由于某些原因引起内分泌激素代谢失衡，雌激素水平增高，可以出现乳腺组织增生过度和复旧不全，经过一段时间以后，增生的乳腺组织不能完全消退，就形成乳腺增生症。乳腺增生表现为乳腺胀痛，可以双侧都有，但多数以一侧较严重，疼痛可以向腋下、肩背部放散。典型的表现是月经前乳腺胀痛明显，月经过后减轻并逐渐停止，下次月经来前疼痛再度出现，但也有部分人乳腺疼痛与月经周期无关。用手触摸整个乳房有弥漫性结节感，并伴有触痛，有时可摸到大小不等、扁圆形或不规则形的结节，在每次月经到来前，这些肿块会变得更加明显、更容易摸到。乳房疼痛的严重程度与结节的有无及范围无相关性。需要注意的是，您用手触摸到的结节可能是增生的腺体，此时在超声上看不到结节。因此，当超声医生告诉您触摸的位置没有结节时，也无需惊讶。乳腺增生是由身体内分泌功能紊乱造成的，乳房疼痛轻的，可调节心理状态和生活节奏，建立良好的生活方式，保持心情舒畅，避免和减少精神、心理紧张因素。疼痛重者推荐中医中药治疗，定期复查，通常并不需要手术（图4-3-5）。

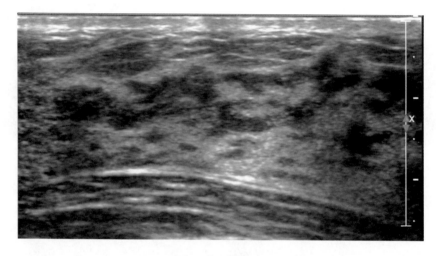

图 4-3-5 乳腺增生

乳腺囊肿是女性常见疾病，常见的囊肿为单纯囊肿和积乳囊肿。单纯囊肿是乳腺的分泌物，潴留于导管组织而产生囊肿，是内分泌紊乱引起的囊肿。患者往往无意中发现一个或多个圆形或椭圆形的肿块，表面光滑，边界清楚，活动性好。积乳囊肿主要是由哺乳期某一个导管阻塞，引起乳汁淤积而形成囊肿，常发生于妊娠哺乳期或哺乳期过后。肿块多为圆形或卵圆形，表面光滑，边界清楚，活动度大，与皮肤无粘连。单纯的乳腺囊肿如果无明显不适，多数无需手术治疗，定期超声随访即可（图4-3-6）。

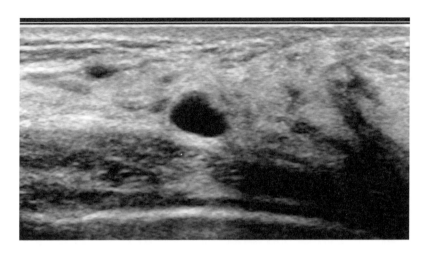

图 4-3-6 乳腺囊肿

乳腺导管扩张是非哺乳期最常见的一种非细菌性炎症，可能和导管排泄障碍、异常的激素刺激、感染等因素有关。多见于 40 岁以上非哺乳期或绝经期妇女，常有哺乳障碍史。常常会出现自发或压迫后乳头溢液，常常为间歇性，时有时无。乳腺导管扩张是良性疾病，病程缓慢，易反复发作，与乳腺癌无明显关系（图 4-3-7）。

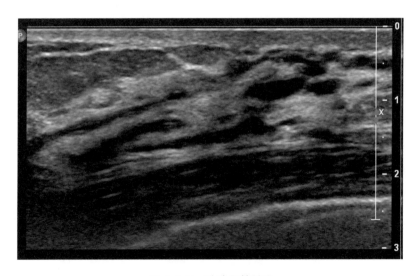

图 4-3-7 乳腺导管扩张

乳腺癌是我国发病率最高的恶性肿瘤之一，目前原因不明确。乳腺癌常表现为比较硬的乳腺肿块，多数不伴有疼痛，少数伴有不同程度的隐痛或刺痛，也可以表现为非妊娠期从乳头流出血性液体。有时还会出现皮肤"酒窝征"或"橘皮样改变"或乳头的内陷，若发生淋巴结转移会出现腋窝淋巴结的肿大。因此当您发现以上特征时要及时就医，在专科医生的指导下诊断及治疗。乳腺癌早期发现、早期诊断是提高疗效的关键。

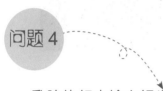

问题4

乳腺的超声检查报告中的 BI-RADS 分级是什么意思啊?

在正规医院做完乳腺的超声检查，在报告单上往往都可以看到一串字母：BI-RADS 分级。后面会跟着Ⅰ、Ⅱ、Ⅲ、Ⅳ、Ⅴ等数字符号。很多人看到这个就紧张了。其实，"BI-RADS"是指美国放射学会的乳腺影像报告和数据系统（breast imaging reporting and data system）的缩写，是用来评估乳腺病变良恶性程度的一种分类法。

BI-RADS 分级法将乳腺病变分为 0 ~ 6 级，分级越高，恶性的可能性越大。各个级别的具体含义如下：

BI-RADS 0 级：是指评估不完全。需要结合其他相关影像检查，或需要结合以前的检查结果进行对比来进一步评估。

BI-RADS 1 级：阴性结果，未发现异常病变，亦即正常乳腺。

BI-RADS 2 级：良性病变，可基本排除恶性。定期复查即可。

BI-RADS 3 级：可能是良性病变，恶性率一般＜2%。建议短期随访，一般建议 3 ~ 6 个月。医生需要通过短期随访观察，来证实良性的判断。同时同一个病变的 BI-RIDS 的分级并不是一成不变的，如果一个 BI-RADS 3 级的病变连续 2 ～ 3 年稳定，可以改为 BI-RADS 2 级。

BI-RADS 4 级：可疑恶性病变。需要医生进行临床干预，一般首先考虑活检。此级可进一步分为 4a、4b、4c 三类。4a：需要活检，但恶性可能性较低，为 3% ～ 30%。4b：倾向于恶性。恶性可能性为 31% ～ 60%。4c：恶性可能性为 61% ～ 94%。

BI-RADS 5 级：高度可疑恶性，几乎可以肯定。恶性可能性≥ 95%，应采取积极的诊断及处理。

BI-RADS 6 级：已经过活检证实为恶性，但还未进行治疗的病变，应采取积极的治疗措施。

BI-RADS 分级仅仅是影像医生对于疾病的认识，疾病具体的诊疗方案还需要专科医生根据临床经验进行综合分析，因此建议您将报告结果拿给专科医生。

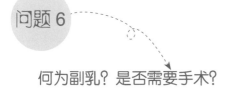

问题 5

男性也会患乳腺癌吗？

男性的乳腺正常情况下是退化的器官，由脂肪、纤维和血管组成。当男性体内的雌激素增加、雄激素减少时，可能刺激乳腺增生，在乳晕下会出现腺体的组织，此时称为男性乳腺发育。这些乳腺组织也可能发生乳腺癌，表现与女性乳腺癌相同。但是极为少见。

问题 6

何为副乳？是否需要手术？

副乳是指人体除正常的一对乳房之外出现的多余乳房，可发生在单侧或双侧，一般在腋前或者腋下，也有发生在胸部正常乳房的上下、腹部、腹股沟等部位。副乳形成的原因是人类在胚胎时期，从腋窝到腹股沟的两条线上长有 6～8 对乳腺的始基，出生前，除胸前的一对继续保留以外，其余的都退化了。如果这些乳腺的始基没有完全退化，就形成了副乳。副乳通常大小不一，感觉因人而异，多数没有特殊感觉，部分人在月经来潮前有胀痛感，月经来后胀痛感消失。绝大多数病例表现为腋前或腋下的肿胀或隆起，也可有发育完全的乳头。妊娠、哺乳期时，副乳明显增大，甚至可以分泌乳汁。哺乳结束以后，副乳并不会随之萎缩，因而表现更为明显。副乳内包含乳腺组织，因此有发生乳腺癌的风险。

副乳是先天性发育异常的组织，除影响外形美观外，亦有发生乳腺恶性肿瘤的机会，因此建议手术切除。尤其是有以下情况者，更应尽早手术：①副乳内有肿瘤。②随月经周期变化，胀痛等症状明显。③副乳明显，严重影响社交活动及生活质量。

（赵瑞娜）

第四节　心好才是真的好

老王刚过完 60 岁生日，近半年感觉乏力，逐渐有活动后胸痛、胸闷，睡觉喜垫高枕，并且发现下肢有水肿，觉得可能是心脏不好所以就诊。接诊大夫听诊发现心脏杂音并要求行超声心动检查。老王的超声心动图显示主动脉瓣二叶瓣畸形合并中 - 重度关闭不全（图 4-4-1、图 4-4-2），同时伴有左心增大。因为瓣膜病变较严重并已经出现心力衰竭及冠脉缺血的症状，下一步需完善检查评价有无合并冠心病，并建议老王进行瓣膜置换。

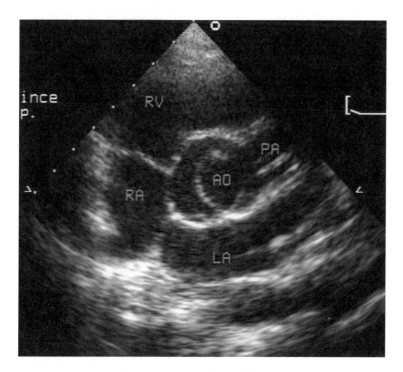

图 4-4-1 主动脉瓣二叶瓣畸形

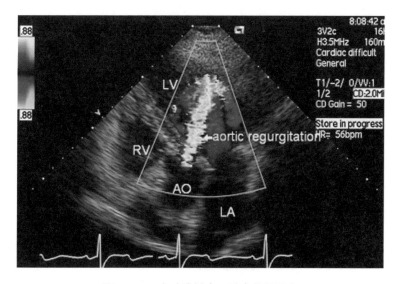

图 4-4-2 主动脉瓣中－重度关闭不全

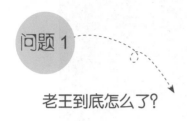

老王到底怎么了?

一般出现胸痛的症状时,大家首先会想到是否是心脏出了问题。其实,不只是心脏病,主动脉、肺动脉、肺、神经、皮肤等部位出现问题都有可能表现为胸痛。但老王除了胸痛,还有胸闷、高枕卧位、下肢水肿等情况,罹患心脏疾病的可能性应该最大。对于心脏病变,尤其是老年人,临床医生首先会考虑最常见的冠状动脉粥样硬化性心脏病,就是大家所说的"冠心病"。此外,在心包出现急性炎症、大量心包积液导致心包填塞或者心脏瓣膜出现问题时也可以出现胸痛、胸闷。老王就诊时心内科大夫听到了心脏杂音,这就高度提示可能心脏瓣膜出现了问题。当然,诊断冠心病与瓣膜病,除依据上述临床表现外,还需要行相关的检查才能最终明确诊断,而超声心动图就是其中不可或缺的重要项目。

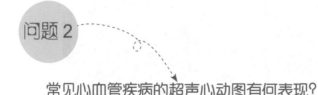

常见心血管疾病的超声心动图有何表现?

超声心动图可以对心脏结构正常与否和功能情况做出客观的描述和评价,因此怀疑心脏的问题都应该进行这项检查。不同的心血管疾病在超声心动图上表现均不一样,简单介绍如下:

冠心病:超声心动图无法观察冠状动脉狭窄多少或堵塞没有,但在心肌严重缺血如心肌梗死时可以见到相应节段的心室室壁运动不良或无运动,若梗死时间较长也可见到相应心室室壁变薄且回声增强。

心包积液：正常情况下心包腔内有 10 ～ 30ml 液体起润滑作用，但当出现感染、肿瘤、外伤等原因引起心包内液体增加超过 50ml 则视为异常。大量心包积液时往往超过 500ml，这时心包腔内压力升高限制心脏扩张引起血流动力学异常称为心包填塞。超声心动图可以对心包积液量及有无心包填塞进行评估。

急性心包炎：急性心包炎时心包本身未必能观察到明显异常，但有时可以见到心包腔内有少量的心包积液，结合其他临床信息往往能帮助临床医师诊断决策。

瓣膜病变：可以观察心脏主动脉瓣、二尖瓣、三尖瓣及肺动脉瓣的结构及对于瓣口狭窄或反流程度进行评估。对于瓣膜病变，超声心动图是明确诊断的"金标准"。

主动脉夹层：超声心动图对于主动脉病变往往只能观察到根部及升主动脉的近段结构，若动脉夹层出现在近段，可以见到撕裂的血管内膜在管腔内飘动，有时可形成假腔。更重要的是，可以观察夹层撕裂有无累及冠状动脉开口，这对后续是否需要心外科干预治疗非常重要。

肺栓塞：超声心动图对于肺栓塞往往难以直接观察到肺动脉的栓塞情况，但当出现右心增大及估测的肺动脉压力升高可以作为间接提示。尤其在治疗后肺动脉压力的变化也可以反应治疗的效果。

总的来说，胸痛、胸闷是临床常见而又能危及生命的病症，造成的原因复杂多样，最常见的仍然是心源性相关原因，而且要警惕有可能两种或以上的病因同时存在。有症状时应及时就医，而对怀疑心脏病变的患者均需要行超声心动图检查。

（赖晋智）

第五章

有容乃大：腹部超声检查

第一节　肚子一天天长大的老帅哥（肝硬化）

张大爷，54岁，患有乙型肝炎20年了，小三阳，最近感觉乏力、食欲减退、腹胀，变得消瘦，肚子却一天天变大。张大爷去了医院就诊，超声提示肝实性肿物，肝脏回声增粗，门静脉增宽，脾大，胆囊壁增厚，腹腔积液（图5-1-1、图5-1-2）。医生解释张大爷患有乙型肝炎和肝硬化，建议住院进一步诊治。

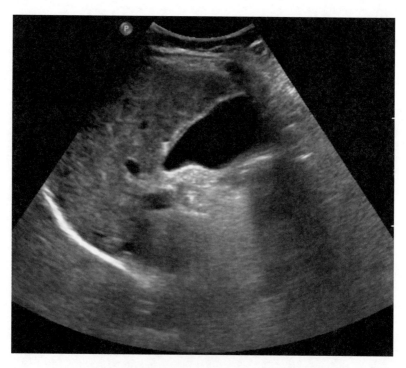

图 5-1-1　肝实质回声不均，胆囊壁毛糙，胆囊壁增厚

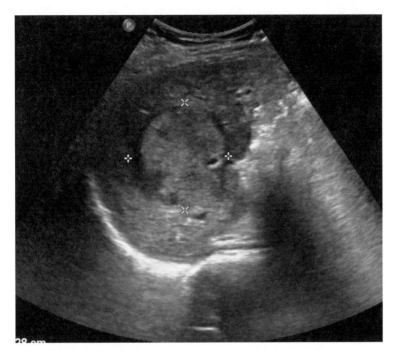

图 5-1-2　右肝内实性肿物

问题 1

张大爷对于是否需要住院很是困惑，肝炎都 20 年了，怎么突然就肝硬化了呢？什么是肝硬化？

我们先来认识一下肝。肝是人体重要的消化器官，是新陈代谢最旺盛的器官，进行各种生物化学反应达 500 种以上。肝的功能主要有以下 7 个方面：①制造胆汁，参与脂肪的消化吸收。②将葡萄糖、某些氨基酸、甘油等物质转化为糖原储存在肝内，在人体需要时再转化为葡萄糖，为人体提供能量。③肝是人体合成蛋白质的器官，合成凝血酶原和多种凝血因子，参与血液的凝固。④参与脂肪的摄入和体内储存脂肪的分解。⑤产生多种激素并灭活多种激素和药物的功能，如雌激素、雄激素、胰岛素等。⑥各种物质在肝内发生反应，生物活性会发生改变，可以使多数有毒物质的毒性减弱，也可以使有些物质毒性增强。⑦肝内含有丰富的吞噬细胞，能够吞噬和清除血液中的异物。

肝硬化是一种常见的慢性肝病，一种或多种致病因素存在时，反复或持续地损害肝，使肝细胞变性、坏死、再生、纤维化，导致肝结构失常，肝内的血液循环障碍，肝变形、变硬。

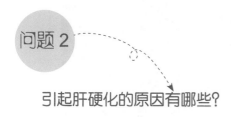

问题2

引起肝硬化的原因有哪些?

可以由病毒性肝炎、酒精中毒、营养不良、药物中毒、血吸虫等多种原因引起，最常见的病因是慢性乙型、丙型肝炎。

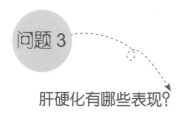

问题3

肝硬化有哪些表现?

早期由于肝代偿功能较强可无明显不适，随着疾病加重，肝功能无法代偿时，就会出现肝功能损害和门静脉高压两大后果，此时就会出现人体多个器官受损，进一步发展还可以出现一系列并发症。

肝功能损害，会出现多种不适：①全身的无力，随着疾病的加重，还可能出现体重的下降，也有少数的人会出现发热。②常常会感觉右上腹部隐痛、腹胀、食欲减退，可以伴有恶心。③肝功能受损，肝生成的凝血因子减少，脾功能亢进导致与凝血有关的血小板减少，将会导致有出血的倾向，出现牙龈、鼻腔出血，皮肤淤点、淤斑，女性还会出现月经过多。④肝功能减退时，黑色素生成增加，因此肝硬化病人常常皮肤色素沉着和面色黝黑、没有光泽。
⑤正常肝使雌激素失去活性保持体内激素的平衡，一旦肝功能减退，会使体内的雌激素增多，女性会出现闭经、不孕，男性出现性功能减退、乳房发育。
⑥正常肝代谢会使胰岛素失去活性，肝功能减退时体内的胰岛素增多，糖尿病的患病率增加，同时肝的糖原的储备减少，容易发生低血糖。

门静脉高压会导致食管胃底的静脉曲张，曲张的静脉容易破裂，会出现呕血或便血的症状，严重时甚至会危及生命；腹壁静脉还会出现静脉曲张，以肚脐为中心，严重时脐周的静脉突起呈水母状；门静脉高压使脾血液回流障碍，长期淤血导致脾功能亢进，使得血液白细胞、红细胞和血小板减少；还会出现腹水，加重腹胀。

问题 4

为什么出现胆囊壁增厚呈"双边影"，听说急性胆囊炎会出现胆囊壁增厚，那张大爷是患了胆囊炎吗？

胆囊壁增厚是胆囊炎的一种表现，但胆囊壁增厚并不一定都是胆囊炎引起的，引起胆囊壁增厚的原因除急性胆囊炎外，还包括低蛋白血症、肝硬化、急性肝炎、慢性肾病及右心衰竭等疾病。

问题 5

肝硬化病人的饮食应注意哪些？

高蛋白饮食，忌酒，勿疲劳，每日摄入足够的糖类，食欲减退的病人可以补充甜食或静脉补充葡萄糖；脂类摄取量不宜太高；补充充足的维生素；禁食巧克力、贝类、动物肝脏、烧烤或油炸食品、辛辣刺激的食品、含脂肪的饼干面包奶酪等；腹水和水肿的病人应控制盐和水的摄入。

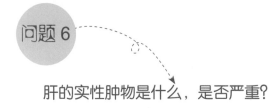

问题 6

肝的实性肿物是什么，是否严重？

因为肝细胞癌常伴有肝硬化的背景，因此当患有肝硬化，查出肝的结节时，要引起重视，及时就医进一步鉴别肿物的性质。当然，腹部超声检查出肝的实性肿物，不能就肯定为肝癌，还应该与良性病鉴别：如肝血管瘤、腺瘤、局灶性增生、肝硬化结节等。这时应该做超声造影或者增强 CT，通过观察肿物的增强特征判断肿物的性质。如果超声造影或增强 CT 提示肿瘤"快进快出"时，提示肿物可能为恶性病变，要及时到专科门诊。同时血液甲胎蛋白（AFP）是发现早期肝癌最敏感的指标，肝硬化患者应定期检查 AFP。最后，王大爷做了超声造影，提示快进快出，高度怀疑恶性，手术病理证实为肝细胞癌。

（赖雅敏）

第二节　谁是杀手之王（胰腺癌）

王老今年 62 岁，最近有些食欲减退，老伴发现他白眼球有点黄了，去医院就诊，医生详细询问了他的症状后，给他开了肝功能化验和腹部超声检查。这两项检查都要求早晨空腹进行。于是第二天早晨王老来到医院进行了抽血化验及超声检查。超声检查结果发现胰头区长了一个 4.7cm×5.0cm 的肿物（图 5-2-1），胆管、胰管扩张，肝多发实性占位（图 5-2-2）。肝功能检查发现胆红素明显升高，进一步进行了胰腺的 CT 检查，确诊胰腺癌并多发肝转移，已经失去了手术机会。

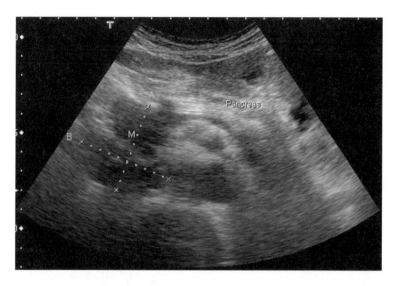

图 5-2-1　超声显示胰头区低回声实性占位 4.7cm×5.0cm，形态不规则，边界不清晰

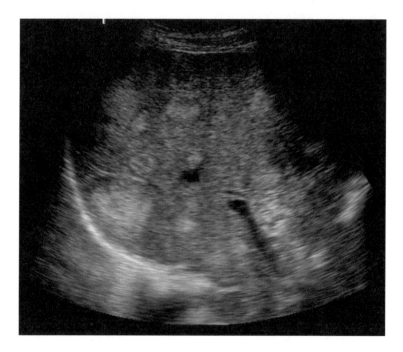

图 5-2-2　肝多发中高回声实性占位

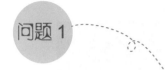

为什么首先进行了腹部超声检查？为什么要早晨空腹？

王老有食欲减退的症状，医生首先考虑是否是消化系统出了问题。消化系统包括肝、胰腺、胆道等。超声检查快速地对这些脏器的病变做出初步评估，可协助排除是否是这些脏器的病变引起的临床症状，所以首选腹部超声检查。

清晨空腹检查可以减少胃肠道气体对于超声波的影响，更好地显示腹部脏器尤其是胰腺，进食后胃肠内容物可阻挡超声波的穿透，使其后方的器官显示差或部分不显示。另外，清晨胆囊处于充盈状态，有助于胆囊疾病的诊断。胆囊的大小、胆囊壁的厚薄，可随着进餐发生改变，进食后因胆汁分泌，胆囊收缩变小，这时在超声上很难区分胆囊的缩小是生理性变化还是病理性变化，同时胆囊腔内的病变也显示不清，影响诊断。当人在空腹 8 ～ 12 小时后，胃内容物完全排空，这时胆囊呈充盈状态，内充满胆汁，内部透声好，可清晰显示胆囊内部的病变。

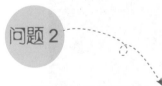

胰腺位于人体什么部位？起什么作用呢？

胰腺位于腹膜后比较深的部位。大体上长 12 ～ 15cm，宽 3 ～ 4cm，厚 1.5 ～ 2.5cm，重 60 ～ 100g。分为头、颈、体、尾四部分。胰头部向后向左延伸形成钩突部。胰腺是具有外分泌和内分泌功能的腺体。对于食物的消化起着至关重要的作用。胰腺分泌胰液，胰液里含有多种消化酶，包括淀粉酶、脂肪酶、蛋白酶，帮助消化我们食物中的淀粉、脂肪和蛋白，使它们变成葡萄糖、氨基酸、小分子物质，有利于我们人体吸收。

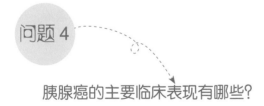

问题 3

胰腺肿物超声可以做出明确诊断吗？超声诊断胰腺癌应注意与哪些病变相鉴别？

超声可以对典型的胰腺癌做出明确的诊断，超声表现主要包括：①胰腺内肿物是诊断胰腺癌最直接的证据，肿瘤大于 1cm 才易被发现。肿瘤多为均匀低回声，形态不规则，边界不清，呈浸润性生长，后方回声衰减。②胰腺大小的改变。常见胰腺局限性肿大，全胰腺呈弥漫性增大。③胰腺轮廓和边缘的改变。肿瘤较小时胰腺轮廓改变不明显，较大时胰腺形态异常，轮廓不清，向周围呈蟹足样浸润，与周围器官境界消失。④胰管不同程度均匀扩张，内壁平整。当肿瘤侵犯胰管时可致胰管闭塞。⑤彩色多普勒超声一般很少能检测出血流信号。胰腺癌引起的间接超声表现包括：①胆管扩张。②胰周血管的压迫和侵犯。③周围器官的侵犯。④淋巴结转移。⑤胰腺后腹膜增厚。超声诊断胰腺癌时应注意与胰腺囊腺瘤或囊腺癌、胰岛素瘤、壶腹周围癌、腹膜后肿瘤、慢性胰腺炎等相鉴别。

问题 4

胰腺癌的主要临床表现有哪些？

在消化系统的恶性肿瘤中，胰腺癌的发病率仅次于胃癌及肝癌，而且近年来有上升趋势。由于胰腺位于腹膜后，在出现症状前胰腺肿瘤通常已经侵犯到胰腺外或已有播散转移，其早期诊断非常困难。胰腺癌多见于 40 岁以上，男性多于女性，常发生于胰头部。上腹不适、食欲减退、乏力、体重减轻等是胰腺癌的常见症状，比黄疸出现更早。疼痛、体重减轻和黄疸是胰腺癌的三大主要症状。因此，出现以上症状应及时去医院就诊。

（李文波）

第三节　血压在坐过山车：忽高忽低（嗜铬细胞瘤）

　　40岁的毛女士这几个月来常感头痛、心悸，每次持续时间不长，一会儿就好了，她估计这些不舒服可能与劳累有关，又因为工作忙也就没有去看病。这天白天，她在办公室工作时突然出现了头痛、心悸、出汗多，症状比以往严重。同事见状，赶紧扶着毛女士躺下来，但休息后症状还是不缓解，并呕吐了1次，于是，同事赶紧将毛女士送到医院，急诊大夫测其血压为240/160mmHg，心率120次/分，同时还发现毛女士皮肤潮湿、手足冰凉，给毛女士带上心电监护，见她的血压波动非常大，犹如坐过山车，一会儿自行降到90/60 mmHg，一会儿收缩压又升到200mmHg以上，反复波动。急诊大夫非常有经验，赶紧联系超声大夫做腹部超声，发现右肾上腺区域8.4cm×6.1cm的低回声肿物（图5-3-1、图5-3-2），根据毛女士的临床症状和超声发现，大夫怀疑她患有嗜铬细胞瘤。于是一边给毛女士快速输液，一边给静脉泵上酚妥拉明，并且进行严密的心电监护，随时调整药物剂量，半天后，毛女士的血压渐渐地平稳下来，头痛、心悸、出汗的症状也消失了。在抢救的同时，大夫也安排做了几个重要的检查，急诊CT也证实存在右肾上腺占位，24小时尿儿茶酚胺检查发现24小时尿去甲肾上腺素达400μg（10～40μg），毛女士最终被诊断为嗜铬细胞瘤。

　　症状控制后停止了输液，毛女士在医生指导下口服酚苄明，此后她再也没有出现以前的症状。1个月后，毛女士做手术切除了肾上腺肿瘤。手术后她不用服药，血压也正常了，也没有任何不舒服的症状了。

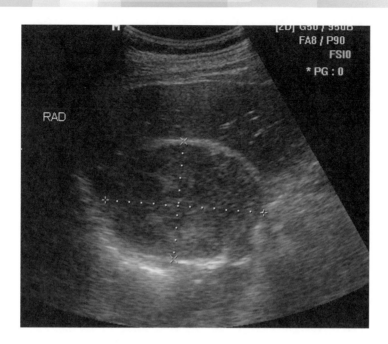

图 5-3-1 右肾上腺区低回声实性占位 8.4cm×6.1cm，
形态规则，边界清晰，可见包膜样高回声

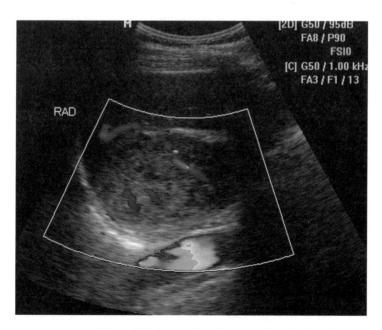

图 5-3-2 彩色多普勒血流显像显示肿瘤内部条状血流信号

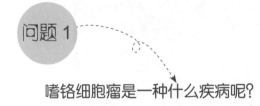

嗜铬细胞瘤是一种什么疾病呢?

嗜铬细胞瘤是一种非常罕见的疾病,这种肿瘤可分泌肾上腺素、去甲肾上腺素、多巴胺,导致血液中这些激素浓度升高。这些激素作用于人体的血管、心脏等会产生毛女士这样的症状。其他可能的症状包括:直立性低血压、视物模糊、体重减轻、便秘等。嗜铬细胞瘤发生于肾上腺,肿瘤的大小平均为 4.9cm。中年人多见。肿瘤中常见坏死、出血。

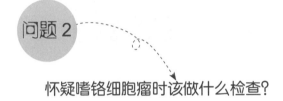

怀疑嗜铬细胞瘤时该做什么检查?

生化检查是诊断嗜铬细胞瘤的首要检查,即 24 小时尿儿茶酚胺。有条件的检验中心也可以查 3- 甲氧基去甲肾上腺素、3- 甲氧基肾上腺素。在生化检查异常的患者中,可做影像学检查即 CT、MRI、超声。但部分嗜铬细胞瘤患者生化检查可以正常,这时候,影像学检查是主要的诊断手段。

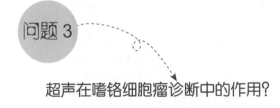

超声在嗜铬细胞瘤诊断中的作用?

超声检查常用于嗜铬细胞瘤的筛查,因为:①嗜铬细胞瘤通常较大,超声容易发现。②超声检查无创、无痛苦,简单方便而且价格便宜。③适用于妊娠期妇女。超声是重要的初步检查手段,超声发现肿瘤后需要进一步做 CT 或 MRI 证实。

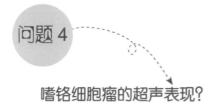

嗜铬细胞瘤的超声表现？

嗜铬细胞瘤的超声表现包括：①肿瘤呈圆形或椭圆形，大小 3～5cm，形态规则，边界清晰。②边缘可见包膜样高回声。③内部为均质低回声，合并出血、坏死时可见呈无回声的囊性变区域，因此，嗜铬细胞瘤可以是实性占位、囊性占位和囊实性占位。④彩超瘤体内可见散在分布的血流信号。⑤恶性者肝等部位可有转移灶。

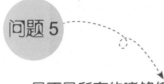

是不是所有的嗜铬细胞瘤都可以用超声来检查呢？

超声并不是嗜铬细胞瘤的首选影像学检查。首先，虽然嗜铬细胞瘤平均直径有 4.9cm，但仍有部分肿瘤直径较小，而且肾上腺处于腹膜后，位于超声检查不敏感的地带。其次，上至颅底，下至盆腔，均可以发生嗜铬细胞瘤，超声对于其他位置的肿瘤如腹主动脉旁的肿瘤诊断敏感性欠佳。如果临床怀疑嗜铬细胞瘤，而超声检查未发现肿瘤，还需要进一步查 CT 以免漏诊。

（王　芬　李文波　童安莉）

第四节　明察秋毫：结石，往哪里逃
（胆结石、肾结石）

小王今年 30 岁，在证券公司工作，年纪轻轻工作已经非常出色，工作自然很是繁忙。小王的饮食习惯不太好，经常不规律吃早餐，有时右上腹不舒服。一天刚上班右上腹又痛了起来，疼痛得无法忍耐，他弯腰用手压着右上腹部，痛得都出了一头的冷汗，同事及时把他送到了医院急诊，医生根据症状初步怀疑胆囊结石，开了超声检查，超声检查发现胆囊结石，胆囊壁增厚（图5-4-1），进行了抗感染治疗，症状逐渐好转。之后听从医生的建议择期进行了胆囊切除手术。

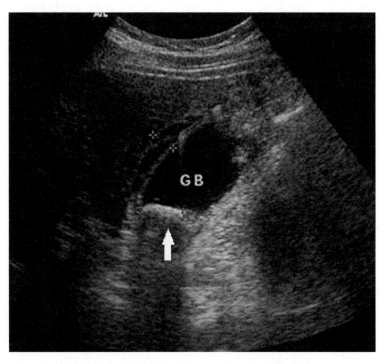

图 5-4-1　胆囊结石，囊壁增厚，呈"双边征"

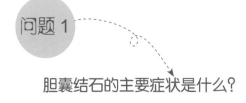

问题 1

胆囊结石的主要症状是什么？

胆囊结石早期常无明显症状，有时伴有轻微不适，容易被误认为胃病而没有确诊。少数单发的、大的胆固醇结石在胆囊内自由存在不易发生嵌顿，很少产生症状。胆囊内小的结石可嵌顿于胆囊颈部，引起临床症状，尤其在进油腻食物后胆囊收缩，或睡眠时由于体位改变使症状加剧。胆绞痛是典型的症状，表现为右上腹疼痛，呈阵发性剧痛，向右肩背放射。常伴恶心、呕吐。

问题 2

胆囊结石超声都可以看得到吗？

典型的胆囊结石超声很容易诊断，超声表现包括：①胆囊内出现形态固定的强回声团，由于结石的形态、结构和种类不同，其强回声形态也不同。②强回声团后方伴有声影。③强回声团随患者改变体位依重力方向移动。除典型的结石外，仍有一些非典型的结石，包括胆囊内充满结石、胆囊颈部结石、泥沙样结石及胆囊壁内结石。有一些结石超声也很难看到，主要包括小结石、无声影的软结石、充满型结石、胆囊颈部结石或胆囊管结石、高位胆囊或过度肥胖。另有些情况可以将本不是结石的病变误诊为结石，包括：①胆囊内非结石性强回声如肿瘤、凝血块、胆泥、脓团等。②胆囊内其他或钙胆汁形成的强回声。③胆囊颈部的钙化淋巴结或术后瘢痕。④胆囊周围的肠袢或胆囊壁重叠形成的强回声。

问题 3

肾结石和输尿管结石的主要临床表现是什么？

肾结石的主要临床表现为腰痛和镜下血尿，血尿可以在运动后出现。结石落入输尿管时可引起肾绞痛，通常难以忍受。输尿管结石常见于 20 ～ 40 岁，男性发病率约为女性的 4 倍。典型的临床表现为突然出现的肾绞痛，即一侧腰或下腹剧痛，向会阴部放射，同时伴有血尿、脓尿、晶体尿、尿频、尿急、肾积水等；同时合并有发热、腹部和肾区疼痛等症状说明可能合并肾盂肾炎；若结石合并双侧严重肾积水可引起尿毒症。

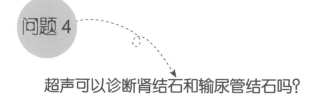

问题 4

超声可以诊断肾结石和输尿管结石吗?

典型的肾结石的超声表现为肾窦回声内的强光斑或光团、光点等，后方伴声影（图 5-4-2）。当结石造成尿路梗阻时，可于梗阻的上方发现积水。输尿管结石的典型超声表现为肾盂输尿管积水，积水的输尿管远端可见强回声，伴声影，结石较小时可无明显的声影。

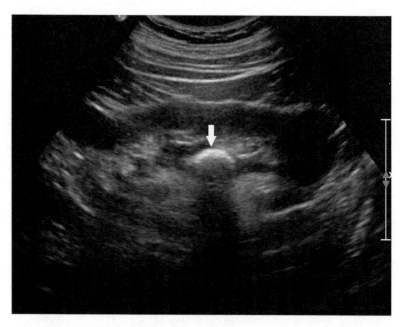

图 5-4-2　肾窦内结石

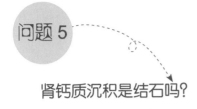

肾钙质沉积是结石吗？

肾钙质沉积又称肾钙化，是一种钙盐沉积在肾实质内的病理改变，是一些疾病的继发病变，常为系统性、全身性疾病所致，也可由原发甲状旁腺功能亢进、类肉瘤症、乳碱综合征、小儿原发性高血钙、维生素 D 中毒症导致肠管吸收钙质过多；肾损伤所致的坏死组织钙质沉积；海绵肾、肾小管酸中毒所致的肾钙质沉积；药物所致的钙质沉积等。

（李文波）

第五节　宫殿也需要检修（子宫疾病）

李阿姨今年正好 60 岁本命年，绝经 10 年了，最近突然出现了阴道间断少量出血。

医生给她开了子宫双附件超声申请单，超声检查前要做什么准备？这次检查有什么意义？还需要做别的检查么？

子宫双附件超声检查分经腹部超声、经阴道超声及经直肠超声三种，前两种临床比较常用。经腹超声适用于无性生活史的年轻患者，经阴道超声图像更为清晰，适合大多数无阴道流血的已婚女性。经直肠超声在特殊情况下才使用，比如未婚患者经腹超声观察不清楚时。三种检查方法不同，所需要做的准备也不同。经腹部超声需要患者憋尿把膀胱适度充盈使子宫和双卵巢显示清晰。但是一定要注意适度充盈，并不是尿憋得越多越好，如果尿量太多，可能会使盆腔内的脏器受压、推移、变形，图像失真，也可能使附件肿块被推移、遮挡，从而导致漏诊、误诊。一般有明显的尿意，下腹部轻微隆起即可。做经阴道超声前，要排空小便，检查时需脱掉右侧裤腿，探头放置于阴道内进行检查，一般检查 3～5 分钟时间，如果盆腔包块较大，经阴道超声观察不完整时，需结合经腹超声检查。经直肠超声要排空大小便。

绝经后阴道出血的原因有很多，可以由内源性或外源性激素引起，也可以由子宫或卵巢的器质性病变引起，良性病变包括老年性阴道炎、子宫内膜萎缩、子宫内膜炎、宫内节育器、子宫内膜息肉、宫颈息肉、黏膜下子宫肌瘤、卵巢良性肿瘤；恶性病变包括子宫内膜癌、子宫颈癌、子宫肉瘤、卵巢恶性肿瘤等。绝经后出现阴道出血，一定要高度警惕，尤其像李阿姨距绝经期时间较长的出血者，无论出血多少都应该及时到医院就诊，以便早期发现病变，早期治疗，以免延误病情。超声检查，尤其是经阴道超声检查，可以观察到子宫内膜息肉、子宫内膜的增厚、节育器、子宫肿瘤及卵巢肿瘤，可以排除绝大部分器质性病变。

另外，还需要做宫颈刮片细胞学检查除外宫颈的恶性病变。根据超声的检查结果的不同也可能需要诊断性刮宫、宫腔镜检查、盆腔 CT 等检查。

李阿姨做了经阴道超声检查，检查结果显示宫腔内实性占位（图5-5-1），与子宫肌壁分界不清，血流丰富（图5-5-2），内探及低阻动脉血流信号（图5-5-3），提示内膜癌可能性大。经手术病理确认为子宫内膜癌累及浅肌层。

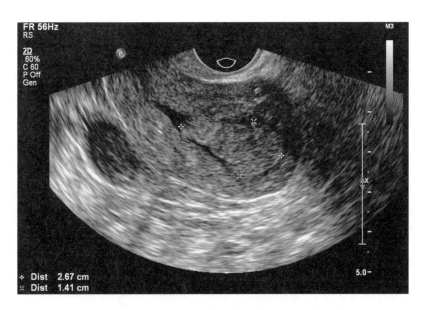

图 5-5-1 宫腔实性占位

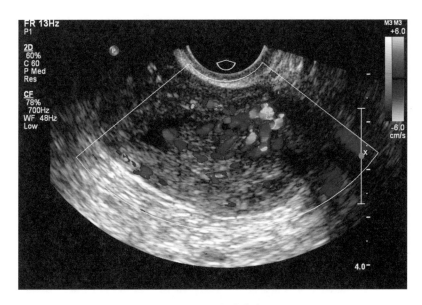

图 5-5-2 血流丰富

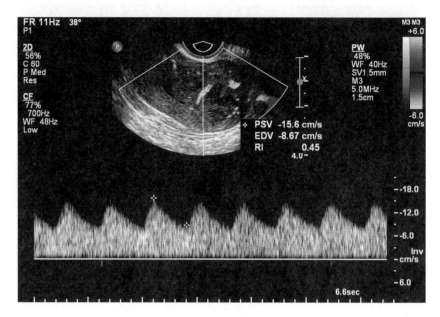

图 5-5-3　低阻血流

　　女性生殖系统对女性的重要性不言而喻，随着十几岁青春期月经初潮的开始，子宫和卵巢开始了她们周期性的工作，期间还要经历一次或多次孕育的变化，所以女性应该定期对子宫和双侧附件进行检修，尽早发现问题，解决问题，超声检查无疑是检查子宫及双侧附件的最佳影像学诊断方式。超声在显示子宫内膜病变、子宫肌层病变、输卵管及卵巢疾病上都有着清晰的显示率和很高的诊断准确率，可以说是妇科大夫的第三只眼睛，是值得信赖的辅助诊断措施。大部分妇科常见疾病在结合患者的病史、实验室检查、妇科查体及超声检查后可以明确诊断。

　　超声检查在子宫疾病的诊断中起着举足轻重的作用，比如子宫肌瘤，超声不仅能明确肌瘤的大概数目、具体位置，还能测量其径线大小、观察血流丰富程度（图 5-5-4 ～图 5-5-6），这将会给临床大夫判断与患者临床症状有无关系，肌瘤需不需要手术及采取怎样的手术方式带来重要参考依据。

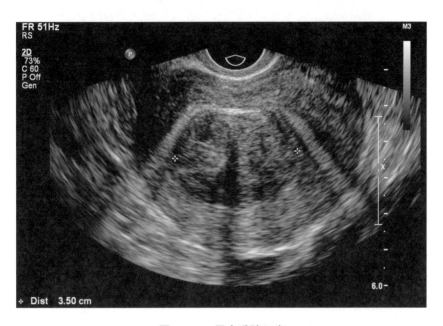

图 5-5-4　子宫后壁肌瘤

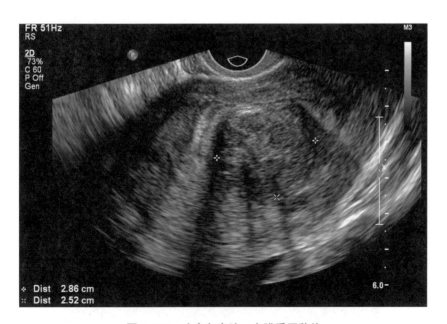

图 5-5-5　略突向宫腔，内膜受压移位

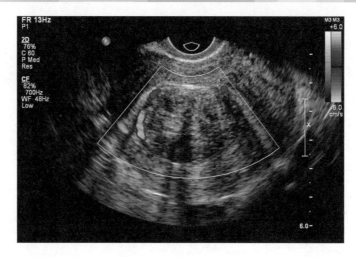

图 5-5-6　周边条状血流

　　超声检查能够准确地测量子宫内膜的厚度，经阴道超声能清晰的观察到中高回声的子宫内膜息肉（图 5-5-7），但当一次超声检查不能确定是否有子宫内膜息肉时，通常会嘱咐患者在月经刚刚结束时再来复查，因为此时内膜厚度较薄，不容易掩盖子宫内膜息肉。当超声发现宫腔占位边界不清、侵犯肌层、血流丰富紊乱时，往往提示内膜癌可能。对于部分常规超声鉴别有一定的困难的子宫内膜增厚患者，到底是宫腔局限性病变还是内膜弥漫性增厚，需要采取往宫腔注入少量生理盐水下超声观察的方式来帮助诊断。

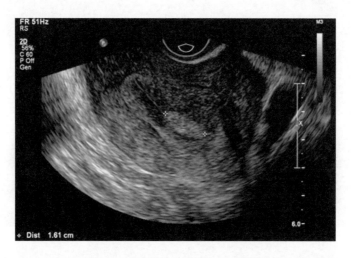

图 5-5-7　宫腔中高回声，边界清晰

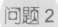

体检发现卵巢囊肿，超声能鉴别良恶性么？

很多女性朋友都有这样的经历，体检偶然发现有左侧或右侧卵巢囊肿，拿到报告时通常会很惊慌失措，怎么办？我怎么会长卵巢囊肿？要不要做手术？会不会影响生育？会不会是恶性？……心里会涌起一连串的疑问和担忧。对于体检报告上的卵巢囊肿，我们应该如何应对呢？总的说来，卵巢囊肿很常见，而且有很大一部分是生理性囊肿，包括卵泡所形成的囊肿，排卵后的黄体囊肿（图 5-5-8）、早孕期的妊娠黄体等，这些囊肿通常会随着月经周期或妊娠周期而变化，一段时间后复查该囊肿会消失不见，因此，对于卵巢囊肿的随诊和复查非常必要，所以在临床上首次发现的囊肿，妇科医生通常会建议月经干净后 3 ～ 5 天复查，这类囊肿是正常生理周期造成的，也是良性的，不必担忧。

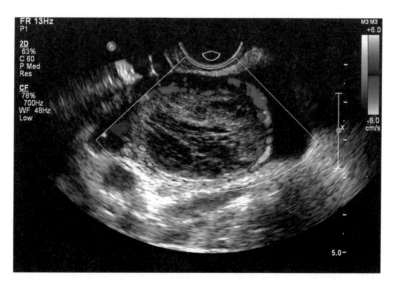

图 5-5-8　黄体囊肿内出血，周边可见环状血流

对于那种随月经周期变化不消失或反而增大的囊肿，有经验的超声科大夫是能通过囊肿的大小、形态、边界、囊壁及内部结构、血流、与周围组织关系等做出倾向性的诊断。一般说来，形态规则，边界清晰，内壁光滑无乳头或较规则小乳头结构，囊内分隔少且规则，血流不丰富的多为良性；而形态不规则，囊内分隔多且厚薄不均，囊壁可见多个不规则乳头结构，血流丰富的多为恶性。大部分具有特征性的卵巢囊肿或附件区包块是能通过超声检查得出较准确的定性诊断的，例如，一个育龄期女性，有严重的痛经症状，超声检查发现双卵巢囊性包块，壁较厚，与周围组织粘连，内部充满中低回声细密光点，这就是典型的巧克力囊肿（子宫内膜异位症的一种）的表现。再如：一个年轻女性，发现单侧卵巢混合回声包块，内部存在脂液分层或者团状及短线状强回声，该征象是由畸胎瘤内部的油脂和毛发造成的特征性超声征象。然而，对于那种征象不太典型的复杂性囊肿，仅仅凭借超声征象远远不够，需要妇科大夫结合血清学结果及临床症状，甚至手术病理学检查做出良恶性诊断。

（苏　娜）

第六节　痛经持续到子宫切除之后

小李，今年28岁，从月经初潮起就出现持续性痛经，每次月经初来的那几天，小腹出现痉挛性疼痛，并放射到腰骶部和大腿内侧，尤其影响生活和工作，这是什么原因呢？

她到医院诊治，医师开出超声检查及一系列的血液检查，可是所有的结果都是阴性，医师遂做出了原发性痛经的诊断。

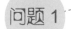

问题 1

什么是原发性痛经？与继发性痛经有什么区别？

原发性痛经是指没有任何器质性病症的痛经。通常在青春期出现，与月经时子宫内膜前列腺素含量增高有关。其中 PGF2α 含量高可引起子宫平滑肌过强收缩，血管痉挛，造成子宫缺血、乏氧状态而出现痛经。而继发性痛经是指存在盆腔异常病症所引起的，通常的原因包括子宫内膜异位症、子宫腺肌症及盆腔炎性病变等，而这些病症，通常通过临床及超声检查可以明确，可以采用一定的手段予以干预和治疗。

问题 2

原发性痛经如何治疗？

对于较轻程度的痛经，一般采用对症治疗的方法，包括消除精神疏导，规律作息，必要时可以服用前列腺素合成酶抑制剂，常用的药物有布洛芬、酮洛芬、甲氯芬那酸、双氯芬酸等。

对于没有生育要求的妇女，可以服用口服避孕药，目的是减少经期内膜的剥离量，从而降低前列腺素的分泌。对于未婚原发性痛经的妇女，一般在怀孕生育后可有所缓解。

小张，33 岁，结婚多年不孕，每次月经 1 ～ 3 天都有痛经，基本不用药物治疗，去医院检查，发现卵巢居然长了 5cm×4cm 的囊肿，医生说这个是巧囊，需要手术切除，否则有可能影响生育。

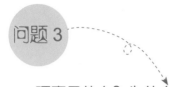

问题 3

巧囊是什么？为什么有可能影响生育？

当异位的子宫内膜在卵巢组织中出现周期性出血的时候，就会使卵巢增大而形成囊肿（图 5-6-1），因为这种囊肿中的陈旧血液一般呈棕褐色，类似巧克力的颜色，故医学上称其为卵巢巧克力囊肿（简称巧囊）。巧克力囊肿常常与周围组织粘连，特别是影响输卵管对卵细胞的捡拾，甚至引起管腔阻塞，使正常的排卵受到阻止，并造成女性不孕。所以对于这一类的病人一般建议手术剥离巧囊及输卵管通液。巧囊与痛经不具有必然性，很多人也是在体检或者不孕求医时偶然发现的，所以超声作为巧囊的一项重要的检查手段有着重要的作用。

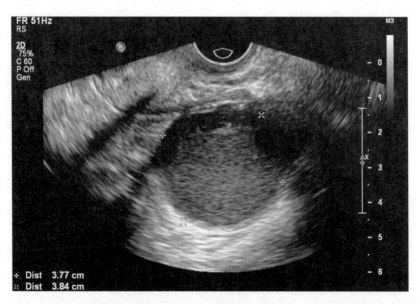

图 5-6-1　卵巢囊肿，巧囊

小刘，38 岁，生育后发现痛经逐渐加重，去医院检查发现子宫如两个月妊娠大，超声怀疑子宫腺肌症合并子宫肌瘤。

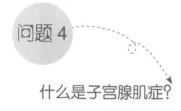

问题 4

什么是子宫腺肌症？

子宫腺肌症是指子宫内膜异位于子宫肌层，致病原因不清。也有的报告指出与子宫后位经血引流不畅相关，也有的报告发现子宫搔刮术或者剖宫产会造成子宫内膜的肌层异位。主要表现为月经量增大、痛经及不孕等。

问题 5

子宫腺肌症、子宫腺肌瘤及子宫肌瘤有何区分？

有 30% ～ 50% 的子宫腺肌症与子宫肌瘤及子宫内膜异位症会共同存在的，可以依靠超声检查将其区分。子宫腺肌症分为弥漫性（图 5-6-2）和局限性（子宫腺肌瘤，图 5-6-3）两种，弥漫的一般子宫均匀性增大，通常后壁厚于前壁，回声不均，多呈栅栏样衰减。局灶型（子宫腺肌瘤）：子宫可正常大小或不规则增大，病灶近浆膜面时子宫形态欠规整。周围肌层回声正常，病灶范围可辨，但与正常肌层之间没有清晰界限，病灶内部回声不均，呈不均质高回声；还可表现为局灶型小囊。血流信号较正常稍多，病灶内出现星点状增多的血流信号，分布可以不规则。而子宫肌瘤多为局限性，球形，边缘可分辨，而血流多环绕走行。

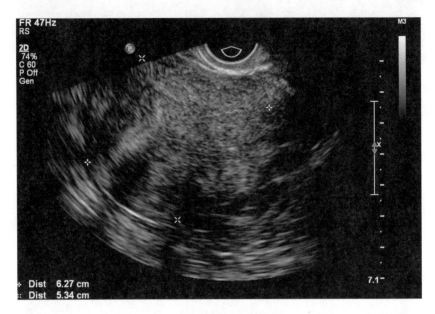

图 5-6-2　弥漫性子宫腺肌症

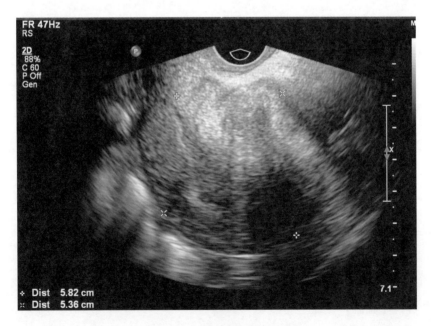

图 5-6-3　局限性子宫腺肌症

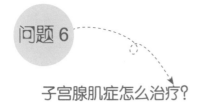

子宫腺肌症怎么治疗？

主要分为药物治疗和手术治疗两大类。手术治疗见问题7。药物治疗包括以下几种：

（1）对症治疗：对于症状较轻、仅要求缓解痛经者，可以选择在痛经时予以非甾体抗炎药，如布洛芬、吲哚美辛或萘普生等对症处理。

（2）假孕疗法：对于症状较轻、暂无生育要求及近绝经期患者，口服避孕药或孕激素可以使异位的子宫内膜蜕膜化和萎缩而起到控制子宫腺肌病发展的作用。

（3）宫内节育器：对于月经量大、痛经、暂无生育要求者，可选择上内含高效孕激素的节育器，通过其在子宫局部持续释放孕激素以控制异位病灶发展，需在五年后取出或更换。

（4）假绝经疗法（"药物性卵巢切除"或"药物性垂体切除"）：术前缩小病灶及术后减少复发的药物。GnRHa注射，使体内的激素水平达到绝经的状态，从而使异位的子宫内膜逐渐萎缩而起到治疗的作用。应用GnRHa后可以使子宫明显缩小，可以作为一部分病灶较大、手术困难的患者术前用药。等到子宫变小后再手术，风险和难度会明显下降。

（5）中医治疗：中医认为，子宫腺肌病与瘀血内阻有关。所以在治疗方面，既要以活血化瘀为原则，又要针对瘀血形成的原因及虚实的不同，予以兼顾。可口服止痛化癥颗粒、散结镇痛胶囊、丹莪妇康煎膏、少腹逐瘀丸等中成药或根据个人情况调整的汤药。也可采用灌肠、敷贴或者针灸等物理治疗。

小李，40岁，痛经逐渐加重，子宫越来越大，经血增多至贫血。已育一子，无生育要求，医生建议切除子宫。

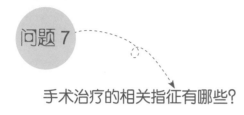

手术治疗的相关指征有哪些?

手术治疗包括根治手术和保守手术。根治手术即为子宫切除术，保守手术包括腺肌病病灶（腺肌瘤）切除术、子宫内膜及肌层切除术、子宫肌层电凝术、子宫动脉阻断术、骶前神经切除术及骶骨神经切除术等。

（1）子宫切除术：适用于患者无生育要求，且病变广泛，症状严重，保守治疗无效。而且，为避免残留病灶，以全子宫切除为首选，一般不主张部分子宫切除。

（2）子宫腺肌病病灶切除术：适用于有生育要求或年轻的患者。因子宫腺肌病往往病灶弥漫并且与子宫正常肌肉组织界限不清，因此如何选择切除的方式以减少出血、残留，并利于术后妊娠是一个比较棘手的问题。

小张，每次同房或者大便都会流血，疼痛不堪，超声提示：子宫直肠窝可见不规则低回声。

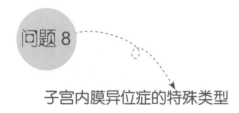

子宫内膜异位症的特殊类型

深部浸润型子宫内膜异位症（deeply infiltrating endometriosis，DIE）是指任何子宫内膜异位病灶发生在腹膜下浸润深度超过 5mm 的子宫内膜异位症。DIE 病灶主要分布在以下几个部位：包括宫骶韧带、阴道穹隆，也可以侵犯膀胱、肠道和输尿管，是引起子宫内膜异位症疼痛（包括痛经、性交痛、大便疼痛和慢性盆腔疼痛等）主要症状的一种特殊类型，乃至产生便血或者尿血等临床症状。妇科检查时通常有子宫直肠凹陷的触痛及宫颈的举痛，超声发现子宫内膜异位病灶侵犯相应部位，病变呈不规则锯齿状低回声，内部可见血流信号。

小王，剖宫产术后三年，发现腹壁包块，刚开始有蚕豆那么大，后来慢慢长大，约 3cm×2cm，月经期前体积增大，疼痛难忍，月经期后肿块变小，疼痛缓解。

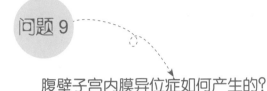

腹壁子宫内膜异位症如何产生的？

一般认为，腹壁子宫内膜异位病灶是手术中肉眼难以见到的子宫内膜散落于腹壁造成的。

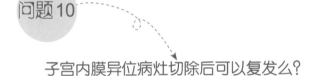

子宫内膜异位病灶切除后可以复发么？

一般手术只是切除较大的病灶，对于较小乃至影像学难于发现的病灶则不予处理，这些难于发现的病灶可随激素水平的变化而进展。GnRHa 是目前公认的治疗成人子宫内膜异位症最有效的药物，可以延缓该病的复发。

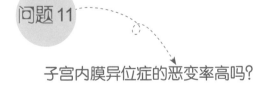

子宫内膜异位症的恶变率高吗？

恶变率还是比较低的，为 1% ～ 4%，主要恶变的部位在卵巢。当发现卵巢囊肿直径增大（大于 10cm）、囊壁内出现乳头，同时血清 CA125 水平升高等征象则需要警惕恶变的可能。

（鲁　嘉）

第六章

超声无处不到，探究体表肿物

第一节　从小到大，全身到处
都有小包块（脂肪瘤）

今年 53 岁的李阿姨，浑身各处都能摸到大大小小的包，先是从胳膊上摸到一个小包，没太在意，过了几个月，又从肚子上摸到一个小包，既没觉得疼，也没觉得有什么不舒服，也没太在意，再后来，陆陆续续从各个部位都摸到了小包，包越长越多，李阿姨有点担心了，所以就到医院里检查。医生摸了摸小包，告诉李阿姨说，没大问题，都是良性的，不放心就做个超声检查吧。李阿姨将信将疑地来做超声检查，检查结果与大夫估计的一样。李阿姨这才放下心来。李阿姨浑身长的小包块到底是什么病呢？

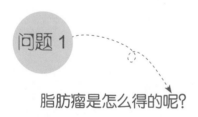

问题 1

脂肪瘤是怎么得的呢？

原来李阿姨的小包是一个一个的小脂肪瘤，是良性的小瘤子。各种类型脂肪瘤形成的根本原因——"脂肪瘤致瘤因子"。过度饮酒，经常进食肥肉、动物内脏、无鳞鱼或蛋黄等人群因为进食过多肥腻之品，高胆固醇食物，导致新生脂肪组织过多，使体内过多的脂肪细胞积聚，变硬。工作压力过大，心情烦躁，可造成正常的脂肪组织和淤血交织在一起，长时间可形成结缔组织包裹脂肪细胞，形成脂肪瘤。经常熬夜等不良生活习惯会使人体对脂肪的分解能力下降，原有的脂肪组织和新生的脂肪不能正常排列，形成异常的脂肪组织，即"脂肪瘤"。

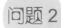

脂肪瘤有哪些临床表现呢？

脂肪瘤是最常见的间胚叶肿瘤，可发生于任何年龄及任何有脂肪存在的部位。最常发生于皮下脂肪组织，其次是四肢及躯干腰背部。典型的脂肪瘤表现为缓慢生长的无痛性肿块（图 6-1-1），位于体表的脂肪瘤质地软，可推动，边界清楚，无压痛，位于深部的脂肪瘤触诊较困难，一般无压痛。

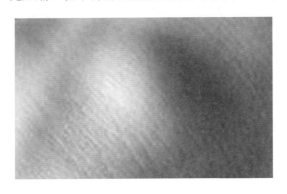

图 6-1-1　手腕部的皮下脂肪瘤
左侧手腕部体表可见一局部隆起的包块

问题 3

超声看脂肪瘤是什么样子的？

体表脂肪瘤常是椭圆形，长轴与皮肤平行（图 6-1-2）。多数内部回声可比脂肪回声强，少数回声低，一般有包膜，彩色多普勒显示肿瘤内多无血流信号。肌间脂肪瘤位置深，回声同前，若超声难以明确诊断时，尤其彩色血流成像显示病灶内有血流时，则需借助磁共振成像协助诊断。

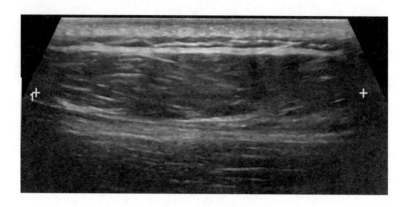

图 6-1-2　皮下脂肪瘤的超声声像图
皮下脂肪层内可见一回声与脂肪层相近的肿块，其长轴与皮肤平行，边界清晰，有包膜

超声诊断软组织脂肪瘤，明显优于 X 线，比 CT 及磁共振成像廉价、快速、简便，应作为此病诊断的首选方法。

（朱沈玲）

第二节　一碰就痛的神经纤维瘤

今年 18 岁的王小姐，从小大腿上就密密麻麻地长了好多棕黄色的斑，以前一直不疼不痒，没什么感觉。大约 1 年前，她感觉有斑的地方皮肤变得麻麻的，有时还有点疼。最近 1 个月，她觉得越来越疼了，一碰就疼得受不了，赶紧上医院检查。医生向她询问了病史，做了查体，并开了超声检查，检查结果考虑她得的是神经纤维瘤。王小姐后来做了超声引导下肿物穿刺活检手术，术后病理结果显示确实是神经纤维瘤。神经纤维瘤？这是什么病啊？好像从来没听说过呀？那我就来简单地为大家介绍一下神经纤维瘤。

问题 1

神经纤维瘤是什么病？

神经纤维瘤是起源于神经纤维母细胞的良性肿瘤。可发生于有周围神经分布的任何部位。

神经纤维瘤可单发或多发，多发者较多见，又称为神经纤维瘤病，即 von Recklinghausen 病。约有 10% 的神经纤维瘤可发生恶变，特别是生长快，瘤体大的肿瘤可发展成神经纤维肉瘤。

问题 2

神经纤维瘤病分哪几种类型？

神经纤维瘤病分为Ⅰ型及Ⅱ型。Ⅰ型神经纤维瘤病（neurofibromatosis types 1，NFⅠ）是一种罕见的常染色体显性遗传病，可累及神经、骨骼及皮肤等组织，主要累及周围神经，被称为外周型神经纤维瘤病；其特点是皮肤的牛奶咖啡斑和出现神经纤维瘤样的皮肤肿瘤。Ⅱ型神经纤维瘤病（neurofibromatosis types 2，NFⅡ）则称为中央型，是中枢型神经纤维瘤病，即双侧前庭神经纤维瘤病，很少有皮肤改变。

问题 3

神经纤维瘤有哪些临床表现？

目前神经纤维瘤的发病率约为 1：3000，无性别差异。临床上神经纤维瘤发病年龄范围较宽，从新生儿到老年人均可发病，病程长，进展缓慢。

绝大多数病例出生时就存在皮肤牛奶咖啡斑（图6-2-1），大小形状不一，边缘不规整，不突出皮面，好发于躯干非暴露部位，表面颜色变深，呈棕黄色、棕色或棕黑色；青春期前6个以上＞5mm（青春期后＞15mm）皮肤牛奶咖啡斑具有高度诊断价值，全身和腋窝的"雀斑"也是特征之一。

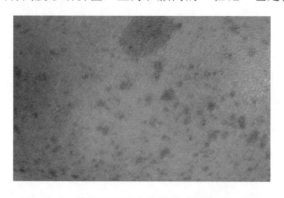

图6-2-1 神经纤维瘤在体表形成的牛奶咖啡斑
神经纤维瘤患者的背部皮肤可以见到大小不等的棕黄色牛奶咖啡斑，边缘不规整，不突出皮面

一般大多数神经纤维瘤瘤体沿神经干生长，多见于腋窝，肘侧和颊部，也见于四肢。开始时为硬结状，逐渐增大，表面光滑，与皮肤不粘连，触之质韧，表面光滑；当肿瘤挤压神经本身时，可产生自发痛，麻木感及触痛，感觉过敏或感觉迟钝等症状。发生于眼部者可引起眼部肿块及视力丧失。累及骨骼者可引起骨质增生、骨质破坏、骨干变形等。累及内脏可引起相应的临床表现。

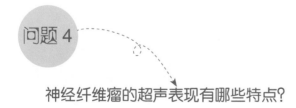

问题4

神经纤维瘤的超声表现有哪些特点？

结节型和蔓丛型的神经纤维瘤超声表现为圆形或梭形，可伴有分叶。边界清楚或部分不清楚，有时可见包膜，后方回声无改变或略有增强。肿瘤发生于较大神经干时，可见结节两端与之相连的低回声神经干。彩超显示结节内无明显血流信号。弥漫型的神经纤维瘤超声表现为皮肤及皮下脂肪层明显增厚，边界欠清晰，且部分与深部肌肉组织分界不清，呈高低回声间杂有序的"羽毛状"排列或欠规整的"鱼鳞状"排列，内部可见小的团状低回声结节密集或散在分布于病灶区。彩超显示内部有丰富动、静脉血流信号。

神经纤维瘤的影像学检查有X线平片、CT检查、MR检查、超声检查等。超声检查没有辐射，对于显示软组织内的肿物更具有优越性，比如肿物边界、内部结构、血供情况、与周围组织的关系等，能够显示得更清晰且检查方便、费用低廉，并可做到实时成像，对该病的诊断具有非常重要的参考作用。

（朱沈玲）

第三节　不能打弯的膝关节

54岁的老王反反复复膝关节肿痛3年多了。近1个月来更是痛得厉害，疼痛到几乎没有缓解的时候，严重影响到他的生活质量。3年前，老王就出现了双腿的疼痛，他曾经到医院就诊，经过消炎止痛等治疗后疼痛就缓解了。但之后只要老王劳累，就会引起双膝关节红肿疼痛。肿痛部位也从最初的双膝关节逐渐发展至双侧肩膀、手腕、肘关节等，发作次数越来越多，有时自己也搞不清什么原因就发作。发作次数也越来越频繁，由开始时的一年发作1～2次，逐渐变为1个月1次，最后升至每个月数次，近1年来病情逐渐加重，且出现双膝关节畸形。日常生活受到严重影响，外出需依靠轮椅。

这次因为疼痛加重，老王只好选择在浙江医院住院治疗。入院后查类风湿因子高达107.5 U/ml，X线检查发现双膝关节肿胀、膝关节间隙狭窄严重，而且有严重的骨质疏松。医生下的诊断是：类风湿关节炎。

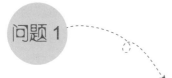

膝关节不能打弯主要是什么原因造成的呢?

风湿性疾病是一组侵犯关节、骨骼、肌肉及周围软组织的一大类疾病。其中多数为自身免疫性疾病。1993年美国风湿病学学会"关节炎和风湿病的命名与分类"将风湿病分为弥漫性结缔组织病、与脊柱相关的关节炎、骨关节炎、骨及软骨疾病、关节外疾病等10大类。风湿病在我国并不少见,是造成膝关节不能打弯的主要原因。

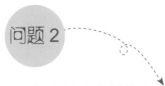

超声检查与其他影像学检查相比有哪些优势呢?

关节镜和关节造影是诊断关节病变的"金标准",但两者均为有创检查,患者不易接受。众所周知,影像学检查是骨关节疾病的首选传统影像学检查,具有临床体格检查和实验室检查不可比拟的优势。但常规X线检查对软组织损伤、风湿病的早期骨关节病变,如滑膜增厚、软骨破坏等无能为力。传统的CT检查,主要显示病变的横断面,有时不能提供病变的详细信息。MRI检查可以弥补X线平片的不足,但费用昂贵,检查时间较长,部分患者存在检查禁忌,还不能作为一项常规检查。与X线、MRI、关节镜相比,超声具有高分辨力、简便、无创、价廉及短时间内对多个关节多个角度实时扫查,对许多肌骨病变的诊断敏感性远高于X线平片,甚至对某些病变的敏感性高于MRI。

问题 3

在肌肉、骨骼和关节疾病的诊断和治疗中，超声检查能为我们做些什么呢？

超声可以诊断肌肉、肌腱、韧带的损伤、血肿及炎症；可以显示皮下异物、各种良恶性软组织肿瘤，如脂肪瘤、纤维瘤、血管瘤、淋巴管瘤、神经纤维瘤、血管球瘤、神经源性肿瘤等；可以显示各种良恶性骨肿瘤、软骨瘤，如骨软骨瘤、软骨瘤、骨巨细胞瘤、骨肉瘤、软骨肉瘤、转移性骨肿瘤等。在神经系统可显示常见周围神经损伤、肿瘤及卡压，如腕管综合征、肘管综合征、臂丛神经血管卡压综合征、腓总神经卡压综合征等。在肩关节，超声可以显示肩袖撕裂、肩袖炎症等病变。在肘关节，超声可以显示鹰嘴滑囊炎、猫抓病性肘浅淋巴结炎、肱骨内、外上髁炎、肘关节积液、骨骺损伤等病变。在手腕部，超声可以显示化脓性腱鞘炎、类风湿关节炎、创伤、肿瘤等病变。在髋关节，超声可以显示髋关节生长发育不良、滑膜炎、化脓性关节炎等病变。在膝关节，超声可以显示关节积液及滑膜增厚、滑囊炎、半月板撕裂及副韧带撕裂、神经局限性增厚、血清阴性脊柱关节病、类风湿关节炎、骨关节炎等病变。在踝关节，超声可以显示急、慢性肌腱、韧带的挫伤、撕裂等病变。

在超声的引导下，医生可以对四肢软组织病变（如血肿、脓钙化灶等）进行穿刺抽吸；可以对关节腔积液进行穿刺抽吸并注入治疗药物；可以对滑膜进行活检，对各种肿瘤、软组织进行穿刺活检；可以对肌腱炎进行针刺治疗、对外周神经进行组织麻醉等各种介入性操作。

（朱沈玲）

第四节　神出鬼没的颊部包块

21 岁的张小姐，不知从什么时候起，在脸颊上面摸到了一个一个的小包块，摸起来有点硬，倒是挺光滑的，过了几天再摸，咦？小包块不见了。又过了几天，又摸到小包块了，又过了几天，小包块又不见了。张小姐觉得好奇怪呀，不会是自己得了什么怪病了吧？于是赶紧到医院来检查。医生给她做了一系列的检查，最后的诊断结果是——"干燥综合征"，又一个没听说过的名字。听说过皮肤干燥、眼干、口干、咽干，"干燥综合征"是啥病？

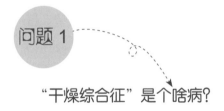

"干燥综合征"是个啥病？

干燥综合征（SS）是一个主要累及外分泌腺体的慢性炎症性自身免疫病，又称自身免疫性外分泌腺体上皮细胞炎或自身免疫性外分泌病。本病分为原发性和继发性两类。原发性干燥综合征属全球性疾病，在我国人群的患病率为 0.3%～0.7%，在老年人群中患病率为 3%～4%。本病女性多见，男女比为 1:（9～20）。发病年龄多在 40～50 岁，也见于儿童。

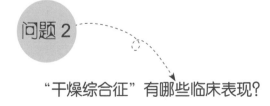

"干燥综合征"有哪些临床表现？

"干燥综合征"起病较为隐匿。临床表现较为多样。

唾液腺病变，唾液内缺少黏蛋白，可引起口腔黏膜、牙齿和舌发黏，口干，需频繁饮水，才能说话、进食。约一半的患者可出现难以控制的龋齿，表现为牙齿逐渐变黑、脱落，最终只留残根。约一半的患者表现为交替性腮腺肿痛，大部分可自行消退，但也有持续肿痛者。少数患者有颌下腺肿大。一部分患者有舌痛、舌干、舌裂、舌乳头萎缩，口腔黏膜溃疡或继发感染等症状。

泪腺病变，泪腺分泌黏蛋白减少，可引起眼干涩、异物感、泪液减少等症状，严重者痛哭无泪。部分患者眼部反复化脓性感染、结膜炎、角膜炎等。

除有唾液腺和泪腺受损功能下降而出现口干、眼干外，尚有其他外分泌腺及腺体外其他器官的受累而出现多系统损害的症状如全身乏力、低热、皮肤过敏性紫癜样皮疹、关节痛，累及肾脏引起肾小球损害，表现为大量蛋白尿、低蛋白血症，甚至肾功能不全；累及肺部出现干咳、气短，肺纤维化；累及胃部出现萎缩性胃炎、消化不良；累及神经系统出现周围神经损害；累及血液系统出现白细胞计数减少、血小板减少、淋巴瘤等。

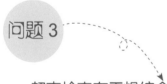

问题 3

超声检查在干燥综合征中有哪些应用？

干燥综合征累及腮腺及颌下腺引起炎症时，超声检查可见腮腺及颌下腺弥漫性肿大，内部回声不均匀（图6-4-1）。累及周围淋巴结时，超声可见腮腺、颌下腺及周围肿大的淋巴结，皮髓质分界清或不清，皮质增厚，彩超可显示淋巴结内血流信号增多。累及肾脏时超声可显示肾脏皮质回声增强，慢性肾功能不全时，超声可见肾皮质变薄、肾脏萎缩，血流信号减少等。

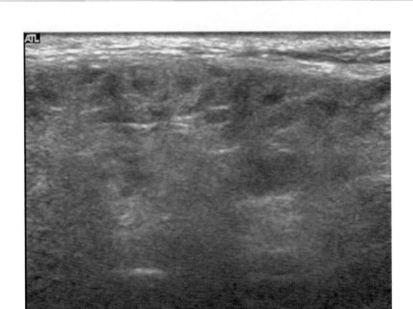

图 6-4-1　干燥综合征累及腮腺的超声声像图

干燥综合征累及腮腺的超声声像图表现为腮腺弥漫性肿大，内部回声不均匀

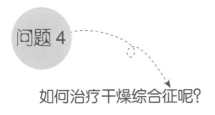

问题 4

如何治疗干燥综合征呢？

干燥综合征目前还没有根治的方法。治疗主要是改善症状。改善口干主要采取勤漱口，保持口腔清洁，减少龋齿和口腔感染的发生。改善眼干可给予人工泪液，预防结膜炎及角膜炎。肌肉、关节痛者给予抗炎药物治疗。合并神经系统、肾脏、肺、肝、血液系统异常患者可给予糖皮质激素治疗。

（朱沈玲）

第七章

我要生一个健康宝宝

第一节 产筛进行时

小王今年 34 岁，结婚 6 年才第一次怀上小宝宝，真是又高兴又担心，天天期待看到小宝宝的样子，该多长了？多重了？长得好看么？他（她）在妈妈子宫里还平安么？终于到了怀孕 10 周了，产科医生为其预约孕 12 周胎儿的 NT 检查，在产科诊室外面，听孕妈妈们互相交流着，"听说 NT 很重要哦""不知道这次超声检查 NT 正常了我还需要进行孕中期的'大排畸'检查吗？""嗯，既然大夫说 NT 一定要做，我又好担心超声波对我的小宝宝有影响啊，拖一拖时间，让宝宝再长大点再去行吗？"，小王更紧张了。

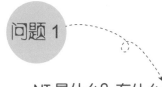

问题 1

NT 是什么？有什么意义？应该在什么时候完成最合适？

NT 即颈后透明带，指的是孕早中期胎儿颈后皮下组织内液体积聚，NT 增厚时，唐氏综合征、18 三体等染色体异常疾病的风险增高，还有可能与某些非染色体异常的胎儿畸形相关。因此，NT 的测量是孕期很重要的一次超声检查，产科医生通常会把这项检查预约在孕 10 ~ 14 周之间。最好的检查时间在孕 12 周左右，这个时候胎儿的颈后组织结构清晰，不容易过度伸展或过度屈曲，测量更准确，且胎儿肢体动度尚不会太大，准确测量所需时间也会明显缩短（图 7-1-1）。有时候，医生也可能根据你的情况，建议你接受一个包含血清测试的联合筛查。此外，NT 测量这次超声检查还要完成一个很重要的任务，就是进行孕周的核对，这个时候测量的胎儿头臀长受个体差异影响小，可以反映胎儿的真实孕周，而孕周的准确核对关系到整个孕期及分娩的正确处理。需要提醒注意的几点是：NT 检查是一项筛查试验，其结果是用于评估风险，而不是用于检出染色体异常，即使检查结果显示风险很高，胎儿完全健康的概率仍是存在的，因此，如果 NT 增厚，不必盲目惊慌，需要咨询你的产科医师进行进一步的检查；而另一方面，如果 NT 不增厚，也不能百分之百排除胎儿染色体异常及结构异常，孕 20～24 周的孕中期超声筛查仍是有必要的，这也是为什么对于某些高危孕妇，即使 NT 等检查均正常，产科医师仍告知其有必要行羊水穿刺检查确诊胎儿有无染色体异常。

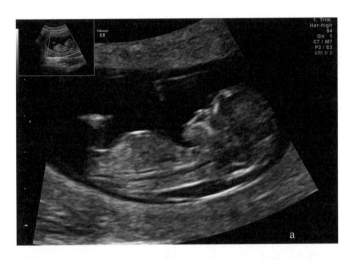

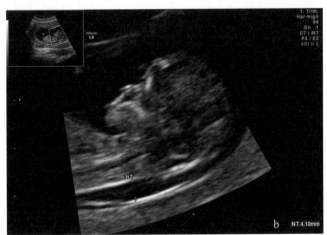

图 7-1-1　a：孕 12 周的小宝宝；b：孕 12 周的胎儿 NT 增厚

问题 2

转眼小王怀孕 22 周了，明天准备去医院完成预约好的"大排畸"超声检查。小王很兴奋，但更紧张，她问：如果这次检查通过了，就说明我的宝宝就一切正常了吧？

通常在孕 20 周后（我们国家的相关规范规定在孕 20 ～ 24 周之间）会进行另一次重要的超声检查，即孕中期超声筛查，也就是准妈妈们熟知的"大排畸"。这一次检查中，超声医师主要将着眼于：

宝宝的头部形状和结构：在这个阶段，胎儿脑部罕见的严重问题将可以被发现。

宝宝的颜面部：以检查是否有唇裂。但腭裂常常难以显示而不能被发现。

宝宝的脊椎：沿长轴和横截面检查，以确认是否所有的椎骨排列正确且皮肤完整覆盖脊椎后面，但是隐性脊柱裂是难以检测到的。

宝宝的腹壁：以确认是否完整覆盖了所有的内脏器官。

宝宝的心脏：在这个阶段，胎儿左侧与右侧的心房和心室应该大小相等。心脏的各个瓣膜应该能伴随心跳正常开合，超声也将检查与心脏直接相连接的大血管。

宝宝的胃：宝宝会吞咽一些羊水，因此能在上腹部相应位置看到一个囊性区域，即胃泡。

宝宝的肾脏：超声医生要确认宝宝是否有两个肾脏，以及尿液是否能顺利流进他的膀胱。如果你的宝宝的膀胱是空的，在检查过程中它会被逐渐充盈而显示。

宝宝的胳膊、腿、手和脚：超声医师将看到四肢长骨及宝宝的手和脚，但注意，这项检查并不包括计数手指头或脚趾头的个数。

此外我们还将检查宝宝的胎盘、羊水及脐带等附属物是否合并异常。

在扫描过程中，超声医师还将测量宝宝的身体部位，看看他是否生长良好。超声医师将测量宝宝的双顶径、头围、腹围、股骨。

　　超声检查发现的异常中，有的可能非常严重，将导致胎儿或新生儿不能存活，有些则是可治疗的疾病。对于可以治疗的疾病，提前发现将有助于确保宝宝在出生后接受到正确的护理。

　　有些胎儿异常容易诊断，有些则很难被超声检查发现。一般来说超声能够发现下列胎儿畸形比例为：无脑畸形 98%，唇裂 75%，腹壁缺陷（肠和肝脏突出）80%，缺失或很短的四肢 90%，脊柱缺损（脊柱裂）90%，严重的肾脏疾病（缺失或肾脏异常）84%，膈疝 60%，脑积水 60%，爱德华兹综合征或 Patau 综合征（染色体异常）95%，严重的心脏疾病（心腔，房室瓣或大血管异常）50%。此外，有一些胎儿异常，例如某些心脏缺陷和肠梗阻，可能在孕晚期才可能被发现。

　　总而言之，孕中期胎儿畸形的超声筛查能发现绝大部分重要的胎儿异常，但不是所有畸形都能发现，而有些时候，由于胎儿的位置不好、孕妇本身的情况（如腹壁过厚、手术瘢痕等）均可能导致超声不能看到所有的器官，这时候，再次重复检查可能有助于提供更多信息。当这次筛查发现有异常时，常规应该预约具有产前诊断资质的超声专家进行进一步检查以明确，例如，如果超声筛查医生怀疑宝宝有心脏问题，你会被要求进一步进行胎儿心脏的系统超声检查。

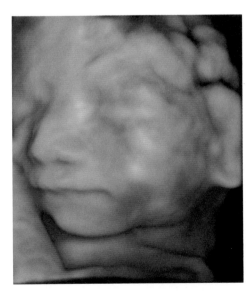

图 7-1-2　孕 22 周的小宝宝面部三维超声图

问题 3

　　小王还听说好多孕妈妈都去做了无创产前基因检测，就抽妈妈一管血，多简单！那个检查结果正常是不是就不用做超声"大排畸"了啊？

　　无创产前基因检测技术越来越多的应用在产前诊断领域，是一项方便而有效的技术，但是任何一项检查技术都存在一定的假阳性率和假阴性率，目前不同机构的检测结果准确性有一定差异，行业的规范和技术培训都在进展中，相信将来会有越来越多的孕妈妈从中受益。另一方面，有一部分胎儿的结构异常并非由于染色体或基因异常导致，在这种情况下，我们还是离不开超声大夫的火眼金睛。

问题 4

　　盼着盼着，小王终于怀孕 30 周了，大夫又给开了产科超声申请单，她不太乐意，来咨询：都做了几回超声了，我很担心，超声对宝宝的健康到底有没有损害啊，我究竟需要做几次超声呢？

　　超声波检查用于孕期检查已经有几十年。如果按照医疗指南规范进行超声检查，超声波扫查对胎儿是安全的。在超声检查时，设备将产生少量热量，被扫查的部位会吸收部分热量。产前超声检查应用的超声强度很小，导致局部组织升温效应微弱，不会超过 1℃，而且胎儿的运动和环绕胎儿的液体都会有利于热传导，使这种微弱的热效应被进一步减小，因此，对胎儿不会有不良影响。

　　如果孕期没有其他特殊情况，推荐妊娠期间做五次超声检查。

　　第一次超声检查：月经延迟 10 天左右（即怀孕约 40 天）做超声检查，以明确是宫内还是宫外妊娠，以及妊娠囊的外形、大小及数目，明确是否有胚胎组织及心管搏动。

第二次超声检查：妊娠 10 ～ 14 周，检测颈项透明层的厚度，再结合鼻骨的测量以及血清学筛查可以协助早期发现胎儿染色体异常。

第三次超声检查（彩超）：妊娠 18 ～ 24 周。胎儿畸形超声检查应以妊娠 18 ～ 24 周为最佳检查时间，太晚了因羊水少、胎儿大、骨骼骨化反而影响检查；太早了大部分畸形尚未出现而不能被检出。

第四次超声检查（彩超）：妊娠 30 ～ 34 周，主要目的是了解胎儿的生长情况，同时还可能发现部分漏诊的或在晚孕期才能够显示清楚的胎儿畸形。

第五次超声检查：分娩之前做最后一次超声检查，明确胎位及胎儿的大体情况，以及胎盘羊水的基本情况，提供产科医生协助孕妇分娩所需的信息。

如果孕妇出现阴道出血、腹痛及其他异常情况，均应该及时到医院进行超声检查。

（杨　筱）

第二节　各种各样的胎盘

小王怀孕了，她幸福的等待着宝宝的到来。为了生一个健康的宝宝，她按照医生的要求，定期到医院进行产检，但产检的结果让她产生了很多困惑。

问题 1

小王怀孕 22 周，"大排畸"时超声报告提示胎盘后壁、胎盘位置低，她很疑惑，胎盘后壁是正常的吗？胎盘位置低可以顺产吗？

就像土壤是植物的依托，胎盘也为胎儿提供重要的生命支持系统（图 7-2-1），它通过脐带将胎儿与母亲紧紧联系在一起。为胎儿提供各种生命必需的物质，如氧气、各种营养物质，同时胎盘处理胎儿产生的废弃物，如二氧化碳、排泄产物等。分娩时，在胎儿出生后就可以看到似乎有些血腥可怕的胎盘。它大多是暗红色的，肉样的，到胎儿足月出生时，胎盘大约重0.5kg，是胎儿重量的六分之一左右。胎盘如果出现各种异常，有可能会导致胎儿营养不良、流产、早产等等，同时胎盘的异常也可能影响母亲的健康，如胎盘因素引发先兆子痫从而导致母亲血压升高、抽搐等。

说到胎盘的位置，根据其贴附在子宫内侧的位置不同，分为后壁、前壁或侧壁等。也就是说，胎盘位置前壁或后壁或侧壁等都属于正常情况。

而胎盘位置低是怎么回事呢？孕中期时，超声提示胎盘低置指的是胎盘位置接近宫颈内口。当孕妇有胎盘低置且合并出血等表现时，则需要卧床休息，尽量保胎，完全避免用力（包括用力咳嗽、打喷嚏、屏气大便等日常生活中的动作也要注意），同时需要定期产前检查。随着孕周的增长，大部分人的胎盘的是向上生长的，因此，相当一部分早期胎盘位置低的情况到了孕晚期胎盘的位置可以恢复正常，对于自然分娩没有影响。但是一少部分人的胎盘向下生长，在孕晚期发展为前置胎盘，因此，孕 28 周后的胎盘位置低更应引起准妈妈们的注意。前置胎盘指的是在孕 28 周之后胎盘的位置比较低，下缘达到或覆盖宫颈内口。前置胎盘可能会导致妊娠晚期的大出血，处理不当可以危及母儿生命安全，所以每次超声产检时，医生都会特别关注胎盘的位置。除了产检时，孕妇也应该关注自己是否有前置胎盘的症状，以免错过及时诊治的时机。症状主要表现为妊娠晚期或临产时，发生无诱因的无痛性反复阴道流血，偶有发生于孕中期，当孕妇出现类似症状时就是要及时的就医了。

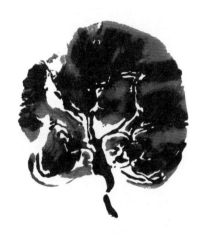

图 7-2-1　胎盘

问题 2

　　小王看到这份 22 周产检的超声报告上还提到自己是"球拍状胎盘"，很紧张，以前看育儿网站说论坛里有人讲到"帆状胎盘"很危险，这个和"帆状胎盘"是一回事吗？会影响宝宝的发育吗？胎盘还有可能发生其他哪些异常啊？

　　帆状胎盘不同于正常胎盘，其脐带并不附着胎盘上，而是附着在胎盘之外的胎膜上，脐带的血管呈扇形分布连于胎盘边缘部分，这些呈扇形分布的血管分支走行在羊膜和绒毛膜之间，形成一帆船的样子，所以称为帆状胎盘（图 7-2-2）。由于这些血管分支的周围失去了正常的脐带结构的保护，极易发生血管破裂，尤其当分娩时出现，血管接近或跨越宫颈内口，造成血管受压或血管撕裂，可造成胎儿缺氧或急性失血，这种胎儿出血，失血量超过 50 ～ 60ml 时，即可能导致胎儿失血性休克，所以应当引起孕妈妈的关注。

　　而球拍状胎盘指的是脐带附着于胎盘边缘上，形状上类似球拍。球拍状胎盘一般不影响母体和胎儿的生命，通常预后较好。非常罕见的情况下，若脐带附着点恰好在胎盘下缘近宫颈处，可受到胎儿先露部的压迫，严重时可以导致胎儿宫内窘迫甚至死亡。

　　有的孕妈妈还可能会有副胎盘，副胎盘是指主胎盘周围另有一或多个小副叶在胎膜内以一定间隔发育，和主胎盘一起承担着孕妇和胎儿的物质交换功能。副胎盘通常不会对胎儿或孕妇造成什么影响。但是要注意胎儿娩出后，如果只娩出主胎盘，而把副胎盘遗漏在宫腔内，可引起产后出血，因此医师会仔细检查，确保及时发现副胎盘并及时取出。

　　正常超声下胎盘厚度为 2.5 ～ 3.8cm，一般不超过 5cm，胎盘过厚或是过薄都属于不正常。如果胎盘过薄要排除膜状胎盘，膜状胎盘特点是胎盘面积大而薄，妊娠中期易于出血。胎盘过厚要警惕胎盘提早成熟钙化，提早成熟可能会导致胎儿宫内缺氧。另外胎盘增厚要警惕是否有胎盘早剥、巨大胎盘、胎盘血窦扩张等情况。

总之，因为胎盘可能会出现各种异常的情况，所以应定期行超声等检查，在监测胎儿宫内状况的同时监测胎盘的情况。

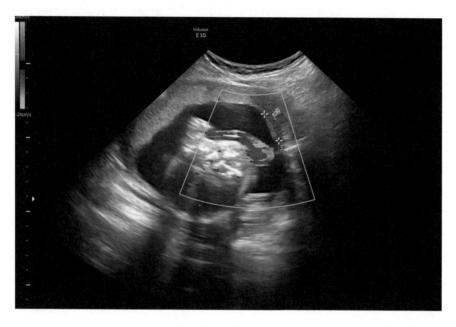

图 7-2-2　帆状胎盘

问题 3

小王怀孕 36 周，她和医生商量可不可以将来直接剖宫产，免得受"二茬罪"，但医生认为她没有剖宫产指征，建议她自然分娩，还提到剖宫产也同样有很多风险，例如可能会导致二次妊娠时发生胎盘植入。胎盘植入是什么？

普通人群胎盘植入的发病率并不高，约 0.004%，但伴有剖宫产、刮宫等病史的孕妇，胎盘植入的发病率则会明显增高，大约 80% 的胎盘植入患者既往有剖宫产史。正常情况下胎盘只侵入子宫脱膜而不接触子宫肌层，而植入性胎盘是指胎盘侵入子宫肌层，这时胎盘就像长了根的大树，错综复杂地扎根于子宫内，等到分娩时胎盘不能自行剥离，人工剥离却会损伤子宫，出现难以控制的严重产后出血。胎盘植入可导致孕妇大出血、子宫穿孔等，如不及时、果断处理，会危及产妇生命。超声是目前诊断胎盘植入最有效的办法，所以定期的超声产检是必要的。胎盘植入病情比较凶险，子宫切除是治疗胎盘植入的方法之一，但对于没有发生大出血、植入面积小、有保留子宫意愿的产妇，保守性治疗也是可选方案之一。

问题 4

小王 39 周，已经入院待产了，今天，隔壁床的小刘因为胎盘早剥急诊入院的，医生护士都好严肃的样子。胎盘早剥究竟是什么情况？危险吗？

胎盘早剥是指子宫内的胎儿还没有出生，胎盘则过早从子宫壁上剥离的现象。主要表现是为阴道流血，可伴有轻度腹痛或明显腹痛。轻型胎盘早剥主要症状为阴道流血，出血量一般较多，色暗红，可伴有轻度腹痛，贫血不显著；重型胎盘早剥主要症状为突然发生的持续性腹痛，积血越多疼痛越剧烈，如果胎盘早剥面积不断加大，易引发大出血情况而危及产妇生命。此外，胎盘早剥还会阻断胎儿的氧气和营养供应，导致胎儿营养不良、早产或胎死宫内等。

（高璐滢）

第三节 羊水和脐带

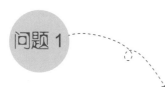

小静怀孕 31 周，医生说她的羊水量多，羊水量多需要治疗吗？

鱼儿离不开水，人类也是如此，从新生命形成的那一刻起，胎儿就开始了与羊水的亲密接触，羊水一直保护着胎儿，帮助其顺利发育。羊水使子宫维持适宜的恒温，同时，它保护着胎儿，帮他躲避来自外界的各种各样的撞击。在分娩时，羊水要完成它的最后一个使命，它会帮助产道扩张，并且冲洗产道，这样可以降低胎儿和孕妇感染的可能。

正常情况下，羊水量随着孕期的增长而逐渐增多（图 7-3-1）。孕 20 周时增至 400ml，相当于大半瓶矿泉水，孕 34 ~ 38 周时羊水量达到高峰，约为 1000ml，相当于 2 瓶矿泉水，以后羊水量逐渐减少，到孕期足月时平均为 800ml 左右。羊水过多会表现为高血压，水肿，严重的甚至会出现抽搐、胎盘早剥、早产等。导致羊水量增多的原因很多，治疗的方式也要根据不同的原因确定，病因包括胎儿因素，如胎儿消化道畸形、泌尿系统畸形、胎儿大、胎盘功能不足等，另外还包括母体因素，如妊娠合并糖尿病、高血压、药物等，这些原因都有可能会影响到羊水量。如果检查出羊水过多就要从这些方面进行检查，找到病因，及早进行治疗。羊水过多会表现为胎动明显伴腹痛、子宫敏感、胎心率快、宫缩乏力等，当孕妇出现类似表现时就要引起重视，及时的就医。

另外，导致羊水量过少的原因也有很多，治疗的方式也要根据不同的原因确定，病因包括胎儿因素，如胎儿泌尿系统畸形、过期妊娠、胎盘早剥、胎儿发育迟缓等，还要包括母体因素，如慢性高血压、先兆子痫、糖尿病等。如果检查出羊水过少就要从这些方面进行检查，找到病因，从而及早进行治疗。

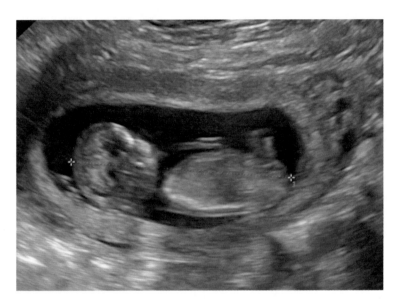

图 7-3-1 早中孕期正常羊水超声示意图

问题 2

小静怀孕 38 周，她幸福的等待着宝宝的到来。但超声医生的报告提示胎儿脐带绕颈一周，脐带绕颈会影响宝宝吗？

脐带是宝宝连接准妈妈的桥梁（图 7-3-2），为胎儿传递各种生命必需的物质，同时排出胎儿产生的废弃物。脐带的各种异常中，最常见的就是脐带绕颈了，据统计有四分之一的宝宝曾发生脐带绕颈，这也不免会引起准妈妈的担心了。平时宝宝在羊水中自由的游泳，有时活泼的宝宝就可能与同样漂在羊水内的脐带缠绕。通常情况下，脐带绕颈的危害并不大，因为脐带本身存在一定的伸缩性，在一定的范围内，不会对宝宝造成危害。但有时如果脐带不够长，或者在宝宝颈部缠绕圈数过多，就会影响宝宝的血液供应，就会影响胎儿的氧气供应，长时间如此就会导致宝宝生长发育受限，甚至胎儿窘迫。另外，顺产时在胎儿下降的过程中，脐带会逐渐变紧，多数情况下，脐带的长度是足够应付分娩的，但少数情况下，脐带长度不够，可能会导致胎儿缺氧。如果超声发现胎儿有脐带绕颈，可以通过胎儿心电监护来判断是否有缺氧，如果出现胎心不规则的减速或变异幅度过大时，就应考虑是胎儿缺氧。如果胎儿已有缺氧表现，应立即剖宫产。如果宝宝胎心监测等正常，孕妈妈就不必过分担心了。

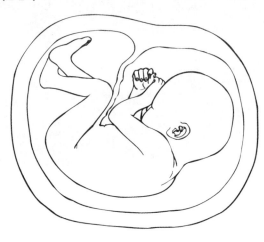

图 7-3-2　脐带

问题 3

小静怀孕 22 周，大排畸时超声报告提示单脐动脉，小静很担心单脐动脉会影响宝宝的健康

正常情况下，胎儿的脐血管有 2 条动脉，1 条静脉，当胎儿只有 1 条脐动脉与 1 条脐静脉时，就称为单脐动脉（图 7-3-3）。单脐动脉的宝宝合并其他畸形的发生率相对会升高，这时医生会高度重视、仔细检查宝宝是否伴有其

他结构畸形。如果确定只有单脐动脉没有其他问题，这类宝宝大多可以发育正常。但医生还是建议如果发现宝宝是单脐动脉，准妈妈要密切注意胎儿胎动，如果宝宝各项检查指标正常，准妈妈不必过分担心。

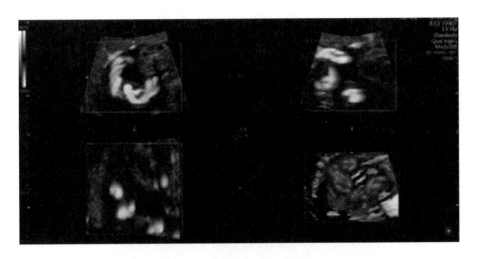

图 7-3-3　脐带的三维成像

（高璐滢）

第四节　宝宝大小怎么预测

　　小王今年27岁，从小身材纤细瘦弱，一阵风都能吹倒，现在怀了宝宝32周了，看上去她的身姿仍然十分轻盈，体重增长的确也不多，朋友们都纷纷惊叹还是看不太出来身孕。老母亲总是担心她和宝宝的营养不够，变花样似地给她补充营养，每周都熬老母鸡汤、煮各种肉丸，平时包里都给塞满巧克力、饼干……觉得什么吃了能长胖就吃什么，可小王的体重就是不见长，她自己也感到十分焦虑和困惑。又到了复查超声的时候，看着超声大夫又量了一大堆数值并详细记录了下来，她忍不住很忐忑地问："医生，我的宝宝发育的好不好，好担心比正常孩子小。"医生很温和地对小王说："你的宝宝双顶径是 8.1cm，头围是 29.1cm，腹围是 26.2cm，股骨长是 6.2cm，我来给你讲讲这些数值都代表什么吧。"（图 7-4-1）

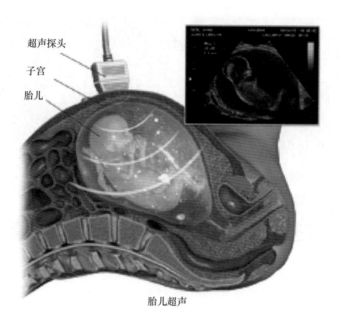

超声探头

子宫

胎儿

胎儿超声

图 7-4-1　超声测量胎儿

问题 1

超声报告单上哪些数值是代表胎儿大小的?

确定孕龄后，才能知道胎儿是否为正常生长，常用的评估胎儿生长的指标有双顶径、头围、腹围及股骨长度。双顶径是一项很常用的指标，在双顶径的超声图中可以看到对称的丘脑，透明隔及两侧的侧脑室前角、侧脑室后角。在双顶径测量的超声图上，周边一圈高回声颅骨的周径就是头围，虽然双顶径测量简便实用，当胎头形状不是很规则时，头围测量比双顶径更能反映胎头增长情况（图 7-4-2）。腹围是孕晚期的一项重要指标，在腹围的超声图中可以看到胃泡、门静脉和脊柱（图 7-4-3）。在妊娠 35 周之前，通常胎儿头围略大于腹围；妊娠 35 周后，由于胎儿肝脏迅速增长，肝糖原储存、皮下脂肪积累，腹围的增长速度则渐渐超过头围的增长。股骨长一般从妊娠 14 周开始测量，它也是判定胎儿生长的常用指标，股骨的超声图可显示整条股骨干（图 7-4-4）。临床上常用上述指标进行胎儿体重估计，胎儿体重的估计可根据单项指标，也可根据多项指标，但应用多项指标所估计的胎儿体重更准确些，胎儿体重的准确估计对临床判断分娩方式和采取进一步的治疗措施有一定价值。

有的医院的超声报告单除了提供以上数值，还会写着类似于超声测量值胎儿大小相当于"孕 32+3 周"的话，意思就是根据超声测量值估计胎儿约为 32 周零 3 天的大小。

而在此次产检中，小王的宝宝双顶径是 8.1cm，头围是 29.1cm，腹围是 26.2cm，股骨长是 6.2cm，以上指标都处于 32 周宝宝应在的正常范围内，所以宝宝的大小并没有异常。

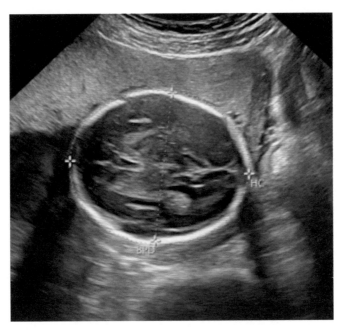

图 7-4-2　胎儿双顶径、头围超声图像

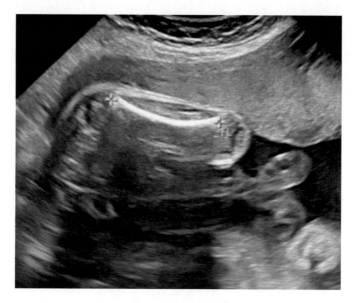

图 7-4-3　胎儿腹围超声图像

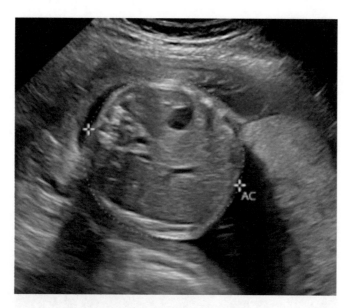

图 7-4-4　胎儿股骨长超声图像

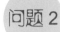

问题 2

胎儿过大和胎儿过小有哪些危害?

影响胎儿生长因素有很多，种族、孕妇体重、孕妇年龄、生育史、孕妇身高、吸烟和胎儿性别等。胎儿过大巨大婴儿会增加准妈妈的分娩困难，还容易引发难产、手术并发症、出血、甚至胎儿死亡等危险情况。巨大儿的母亲也极容易发生产后出血、产道损伤等，严重的还会造成准妈妈产道撕裂、甚至子宫破裂、子宫脱垂。而且宝宝在成长过程中出现糖尿病、高血压等慢性病的可能性也会大幅提高。而胎儿在子宫内如果生长迟滞，就会发生胎儿过小，其死亡率与致病率都比正常体重的胎儿来得高，且在生产过程中，也容易并发胎儿窘迫或胎便早现的问题。怀孕期营养不良导致胎儿体重过低，也会对胎儿远期成人有可能患代谢综合征的风险就越来越高。

易发生巨大儿的准妈妈，要做到定期检查，特别是在临产之时，既可做一般检查，也可进行超声检查。对延期时间过长，又无可能顺产者，应及早采取剖宫产等方案，以减少危险系数。发现胎儿体重不足时，最好先检查是不是胎盘或其他功能有问题，如果是因为疾病因素造成胎儿体重不足，只要控制病情，胎儿的体重自然就会跟上。饮食均衡，宝宝体重才会标准。

小王听着医生耐心、细致地讲解，得知自己虽瘦弱，但是腹中的宝宝大小都还是很正常的，她心里特别高兴，也更加有信心能生一个健康的宝宝。

（王　莹）

第八章

四肢血管——超声最拿手

第一节　腿肿的原因

李老 80 岁了，一次不注意摔倒，竟然股骨头骨折了，医生让他卧床 3 个月，刚开始还好，后半个月自觉左小腿的肿胀疼痛，李老和老伴儿都觉得应该不是什么大问题，并未引起足够重视。这才刚下地活动，就出现呼吸困难、咯血，儿子急急忙忙把老人家送到医院急诊，超声检查发现左小腿深静脉多发血栓，临床医生经过查体后，认为李老病情危重，是小腿血栓脱落导致肺动脉栓塞，需要入住 ICU，即重症监护病房。李老全家真觉得祸不单行，怎么会这么倒霉呢？但是医生说，这腿肿、腿痛还真需要重视，幸好送来的及时，否则李老命就没了。腿肿、腿痛真的有这么严重么？

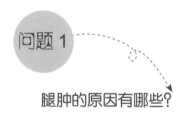

问题 1

腿肿的原因有哪些？

许多人都经历过腿肿，一般是在长途跋涉或者长时间坐飞机、火车旅行后，会出现这种症状：小腿胫前部或者踝部用手指一压，就出现一个坑儿。在这种情况下，若是抬高腿部休息一晚，水肿就会消失，这样的水肿通常是由于静脉回流不畅产生，一般也无需治疗。还有的女性，在晨起或者月经来前会轻度水肿，但是可以随时间变化而缓解。若是长时间出现不可逆的腿肿，就需要到医院进行专业的诊治。

按腿肿的表象，大致可以分为凹陷性水肿和非凹陷性水肿。顾名思义，就是水肿部位能不能被压出坑儿。非凹陷性水肿通常由于组织间黏蛋白增多，造成细胞间质过多的沉积，透明质酸、硫酸软骨素和水分沉积，多见于甲状腺功能减退所造成的黏液性水肿。通常可以合并其他的临床表现，如出汗减少、畏寒、疲困、胃口欠佳、体重增加、智力减退、体温低、面部表情淡漠等。凹陷性水肿的原因多种多样，大致可以分为以下几类：①心源性水肿：患有各种心脏病的患者，当心功能不全时，体循环障碍，使下肢静脉回心血量减少，引起水肿。②肝性水肿：有肝脏病史，肝功能异常，水肿是出现腹水后延及四肢。③肾性水肿：多由肾小球疾病或其他疾病导致肾小球损害所致，肾小球滤过功能降低，造成体内水钠潴留，此外再加上大量的蛋白随尿排出，产生低蛋白血症，从而引起水肿。水肿在组织疏松处为主，以眼睑及下肢明显，而且早晨为甚，下午或晚上减轻。④营养不良性水肿：通常由于血清白蛋白减少，引起低蛋白血症，造成水肿。⑤下肢深静脉病变性浮肿：下肢深静脉炎或下肢静脉瓣膜功能不全时，由于静脉回流受阻，患者可出现下肢水肿。

综合以上分析，若是出现水肿症状，医生通常要开出尿常规、血常规、肝肾功、甲功等化验单，除外心源性、肝源性、肾源性及内分泌源性的水肿，之后与超声最相关的除了心脏超声检查，就是双下肢静脉彩超了，尤其是对于双侧不对称水肿的情况，很有必要进行该检查。

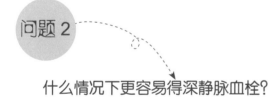

问题2

什么情况下更容易得深静脉血栓？

李老入院后被诊断为肺栓塞，这是由于下肢静脉血栓脱落进入肺动脉造成栓塞，临床表现为急性呼吸窘迫，80% ～ 90% 的肺动脉栓子来源于下肢静脉，因此对高危患者的下肢静脉超声检查尤为必要。

所谓的高危患者即具有以下 3 个特点之一或多个的患者：血流淤滞、血液高凝及血管壁损伤，这些均是静脉血栓形成的高危因素。手术及产后制动的患者、血液及肿瘤性疾病的患者及反复静脉穿刺操作给药的患者都属于高危，应该常规进行下肢静脉超声检查。

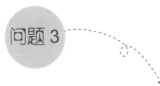

超声可以显示的下肢主要血管有哪些？静脉血栓有哪些主要的超声征象？

下肢静脉超声主要检查的血管包括深静脉（股总、股浅、腘、胫、腓、肌间静脉）及浅静脉（大隐、小隐静脉）。静脉血栓顾名思义就是血块堵住静脉血管，阻止血液回流进入下腔静脉，受累的血管内通常可以见到低至无回声的血栓，加压血管压不瘪，彩超显示血流不充盈。随着时间变化血栓可以再通，回声逐渐增强，周边出现侧支循环。

对于已检出下肢静脉血栓的患者，主要的治疗方法有卧床抬高患肢、抗凝及溶栓等疗法。

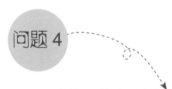

下肢静脉曲张及瓣膜功能不全是怎么回事？

引起下肢水肿的另一个原因还有下肢静脉曲张及瓣膜功能不全，超声在这方面的判断中也具有明显的优势。完成这项检查，需要患者和医师的配合，才可以得出可信度较高的检查结果。

浅静脉曲张主要表现为大隐静脉及其属支发生曲张性病变，隆起、迂曲，以小腿为明显和广泛。患肢出现肿胀、酸胀、沉重感、疼痛等，晨轻暮重的症状。严重者出现小腿下段皮肤营养障碍性改变：早期以皮肤瘙痒、抓痕为主，随病变发展可出现色素沉着，以小腿下段为主，进一步发展可出现静脉性溃疡，且较难愈合，溃疡亦以小腿下段内侧为主。

患者在检查时需要会的动作，深吸气后憋气，增加腹压目的是为了便于评价静脉反流时间。除此之外，还可以采用站立位挤压患肢后松开的方法测量反流时间来评价瓣膜功能。

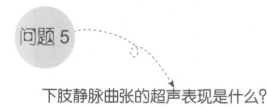

问题 5

下肢静脉曲张的超声表现是什么？

下肢浅静脉主要分为大隐静脉和小隐静脉，大隐静脉分布于大腿及小腿内侧，内踝的前方；而小隐静脉分布于小腿后外侧。浅静脉曲张主要表现为相应静脉管腔的增粗、迂曲及血流的缓慢（图 8-1-1）。

下肢深静脉瓣膜功能不全，主要表现为瓣膜的抖动呈"旗飘征"，瓣膜口血流随呼吸来回流动，红蓝交替，相应静脉的管壁变薄，管腔扩张。若测量瓦氏动作后的反流时间可以评估瓣膜功能不全的严重程度。一般来说，反流时间在 0.5～1 秒称为轻度反流，1～3 秒称为中度反流，大于 3 秒称为重度反流（图 8-1-2）。

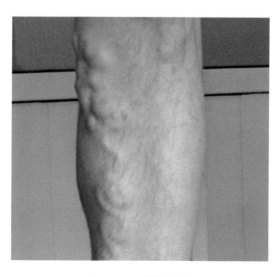

图 8-1-1　浅静脉曲张

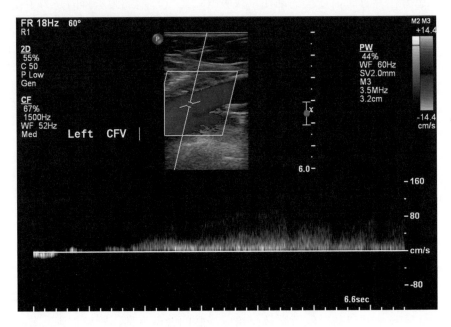

图 8-1-2　反流时间评估

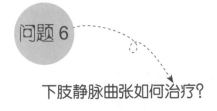

下肢静脉曲张如何治疗？

　　治疗方法包括保守治疗、硬化剂注射和手术治疗，对早期无小腿下段皮肤营养障碍性改变的患者可考虑保守治疗，可以考虑穿弹力袜增加下肢肌肉的力量有助于静脉回流。对于出现小腿下段皮肤营养障碍性改变的患者应早期手术，对复发的且伴有皮炎、广泛纤维化硬结，特别是有溃疡形成等营养障碍性表现的患者，可选择腔镜筋膜下交通支静脉结扎术。但是对于存在深静脉功能不全的患者，应权衡手术的效果及复发的危险，择期手术治疗。

（鲁　嘉）

第二节　走路多了开始跛行

刘大爷今年70岁，身体还不错，15年前查出患有糖尿病，10年前还查出高血压、高血脂，平常爱和老伴儿一块去晨练、散步，可是最近1年，老人家发现走道不如从前，走个300米，小腿就酸胀得很厉害，必须停下来歇一歇才行。尤其是今年，这腿的毛病更重了，最多只能走个百来步，也没法遛弯儿了，有时待在家里也会觉得小腿发凉，又酸又痛，有时还会感到麻木，自己总觉得是"老寒腿"，穿厚点就好了。前两天被老伴催得厉害，也实在熬不住了，就去医院查一查，医生让刘大爷查查下肢血管，做了一个下肢动脉的超声，不查不知道，一查真是吓一跳，两条腿的血管都堵了。

问题 1

何为下肢动脉硬化闭塞症？

下肢动脉硬化闭塞症是由于下肢动脉粥样硬化形成斑块，造成下肢动脉的狭窄或闭塞，引起肢体的慢性缺血。

问题 2

下肢动脉硬化闭塞症有哪些病因？

下肢动脉硬化闭塞症一般见于中老年人。随着生活水平的提高和人口的老龄化，患有下肢动脉硬化闭塞症的患者逐渐增多。高龄、吸烟、糖尿病、高脂血症、高血压病及血液高凝状态等是下肢动脉硬化闭塞症的危险因素（图8-2-1）。其中吸烟与糖尿病的危害最大，二者均可使下肢动脉硬化闭塞症的发生率增高3～4倍，同时存在时危险性更高。其次是高脂血症，尤其是血低密度脂蛋白水平升高，与动脉粥样硬化的发生密切相关。

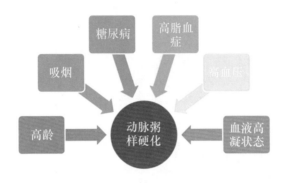

图 8-2-1　动脉粥样硬化的危险因素

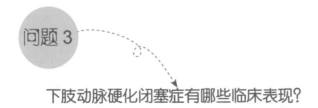

问题3

下肢动脉硬化闭塞症有哪些临床表现？

一般病情逐渐加重。早期可以无明显不适，或仅有畏寒、发凉等轻微的不适。之后逐渐出现行走一段距离后，腿部感到疲劳、酸痛，被迫停下休息，休息后症状可以完全缓解，再次行走后症状重新出现，每次行走的距离、休息的时间一般比较固定。早期疼痛只发生在运动时，因为运动时肌肉的代谢明显加快，动脉的狭窄会限制远端肌肉的供血。随着狭窄进一步加重，休息时远端的肌肉也无法得到足够的血液供应，此时休息时也会出现疼痛，平卧及夜间休息时容易发生。最终肢体可出现溃疡、坏疽（图8-2-2）。疼痛的部位常与病变的范围有关。在疾病过程中，也可能出现侧支循环形成新的供血通路或患者逐渐耐受，这时疼痛会逐渐好转。

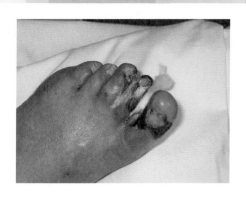

图 8-2-2　下肢溃疡形成

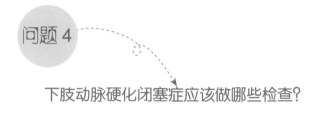

问题 4

下肢动脉硬化闭塞症应该做哪些检查?

下肢动脉硬化闭塞症患者多为老年人,可能存在多种伴随疾病及动脉粥样硬化的危险因素,因此需要全面检查,包括血压、血糖、血脂测定及心、脑血管评估等。彩色多普勒超声是常用的筛查手段,无创、方便、花费低,可以观察到动脉硬化斑块,管腔的狭窄、闭塞等。

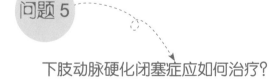

问题 5

下肢动脉硬化闭塞症应如何治疗?

动脉硬化是一种全身性疾病,应整体看待和治疗,包括控制血压、血糖、血脂,严格戒烟等,并积极诊治可能伴发的心脑血管疾病。在医生指导下加强锻炼,促进侧支循环形成;并注意足部护理,避免皮肤破损。早、中期患者,可以采用药物治疗,后期可以考虑手术治疗,重建动脉血流通道,改善肢体的血供。

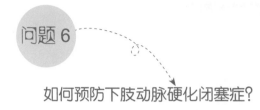

如何预防下肢动脉硬化闭塞症?

主要的预防措施是严格控制动脉粥样硬化的危险因素，如严格监测及控制血压、血糖、血脂，严格戒烟，延缓动脉粥样硬化的进展，降低下肢动脉硬化闭塞症的发生率。对存在上述的危险因素时，要加强监测，及时发现并治疗可能存在的下肢动脉硬化闭塞症。

（赵瑞娜）

第三节　非常重要的人工瘘管

各种慢性肾脏病进行性进展，常常最终进展为终末期肾衰竭，慢性肾衰竭晚期称之为尿毒症。是不是到了尿毒症期就没有希望了呢？别急，只要通过规律的透析，还是可以维持正常生活的。其中血液透析是其中非常重要的一种方式，血液透析是怎么进行的呢？下面我们来简单介绍一下。

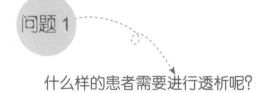

什么样的患者需要进行透析呢?

慢性肾衰竭患者进行透析治疗的适应证包括：限制蛋白摄入不能缓解的食欲缺乏、恶心等尿毒症症状；难以纠正的高血钾症；难以控制的进展性代谢性酸中毒；保守治疗难以控制的水钠潴留，引起充血性心力衰竭、急性肺水肿；尿毒症性心包炎；尿毒症性脑病和进展性神经病变。透析包括血液透析、血液滤过及腹膜透析。

问题 2

什么是人工瘘管？人工瘘管起什么作用？

慢性肾衰竭的患者，需要长期进行血液透析来排除血液中的代谢物。建立和维持良好的长期血管通路是长期血液透析的先决条件。采用血管外科的手术方法在自身动静脉之间形成有功能的动静脉血管通路，称为人工动静脉内瘘。

问题 3

人工动静脉瘘有哪些类型？

人工动静脉瘘分为自身动静脉内瘘和移植血管内瘘两类。①自身动静脉内瘘。内瘘部位选择的原则为浅表临近的动静脉，先上肢后下肢，先远端后近端。首选为非惯用侧前臂腕部头静脉与桡动脉吻合，其次为贵要静脉与尺动脉吻合。②移植血管内瘘。是用替代血管建立动静脉之间的通路。搭桥最常用的部位是前臂掌侧，其次是上臂和大腿。

问题 4

人工动静脉瘘是什么样的？什么样的内瘘才能起到理想的透析作用？

人工动静脉内瘘术后，在吻合口静脉侧很容易触及明显的持续性震颤，并听到粗糙的血管杂音，表示内瘘通畅和血流量充分。如果只能触到搏动，震颤与杂音均消失，则表示有梗阻，原因可能是静脉近段狭窄或血栓形成。理想的血管通路的要求：①内瘘的血流量要达到透析要求，最好在200～300ml/min；②管径达到透析要求，否则影响内瘘预后；③长期保持通畅，减少并发症。

问题 5

超声在人工内瘘检查方面有哪些作用呢？

通过超声检查可以清晰地显示进行造瘘的血管状态（图8-3-1），监测内瘘是否存在狭窄、血栓形成、静脉瘤样扩张、假性动脉瘤、盗血综合征等。通过彩色多普勒血流显像可以测定内瘘的血流量，为临床提供有力的指导。

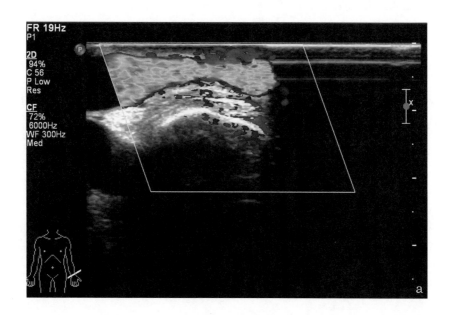

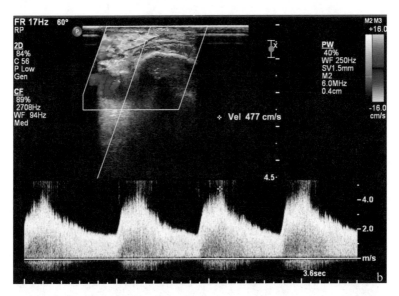

图 8-3-1　桡动脉远端与头静脉可见吻合，a 吻合口内径 0.4cm，CDFI：
可见花色血流；b 峰值流速（PSV）477cm/s

（李文波）

第四节　血压高了，神奇的支架现身吧

赵伯伯今年 65 岁，除了近几年血压高点，身体一直都很健康，他现在每天吃降压药，血压控制效果也还不错。这些天他老觉得头晕、头痛，尤其是今天难受的厉害，因为之前也犯过几次这种毛病，这回也有了点经验，寻思是不是血压上来了呢，赶紧去医院量量血压吧，果然，发现血压高达 180mmHg 多，医生很迅速为他开了瓶点滴来降压，一瓶点滴下去，血压却降低得不理想，再测量有 160mmHg 左右，赵伯伯百思不得其解，以前每次血压高起来的时候，加一片药或者打个点滴，肯定很快就恢复了，这次是怎么了？难道是有什么别的原因？医生在仔细为他听诊的过程发现腹部有血管杂音，抽血化验发现肾功能比之前差了，血肌酐居然达到了 170μmol/L，超声医生为他做了肾动脉彩超，发现双肾动脉狭窄，右肾动脉狭窄程度大于 90%，左肾动脉狭窄程度大于 80%，肾血流图也发现肾功能都下降了（图 8-4-1）。

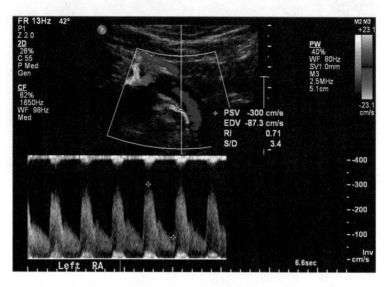

图 8-4-1　超声显示左肾动脉近肾门处流速明显增高，峰值流速达 300cm/s，
狭窄程度大于 80% 肾动脉狭窄超声图

　　他告诉赵伯伯，他的肾动脉已经有比较严重的狭窄。他这次的高血压很有可能是肾动脉粥样硬化导致的肾动脉狭窄引起的，如果不及时治疗，狭窄也会越来越严重，甚至几年后这一侧的血管会完全闭塞，另一侧血管也有可能会发生狭窄，到时非但高血压控制不好，肾功能也会越来越恶化，甚至发展至终末肾脏病变。赵伯伯很担心自己的身体，详细地咨询了后得知目前的情况首选治疗方法是支架植入术，简单地说就是把一个支架放到狭窄的肾动脉里，将狭窄的血管撑开，这个问题解决了，血压高的问题也随之解决了。医生为赵伯伯做了双肾动脉球囊扩张支架植入手术，通过微创技术在他的双肾动脉各植入一枚支架，术后 1 个月复查，赵伯伯的肌酐下降到 110μmol/L，困扰多年的高血压也好控制了，停掉了口服降压药后，血压也可以控制在 140/90mmHg 以下，这让他十分的高兴。

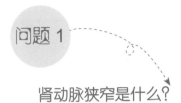

肾动脉狭窄是什么?

肾脏是人体的重要器官之一，它的主要作用是排泄血液中的代谢废物，同时也可起到调节人体内分泌、调节血压等作用。双侧肾动脉主干由躯体主动脉直接分出，肾动脉为肾脏提供血运，是维护肾脏正常功能的重要保障。所以肾脏动脉的狭窄或者闭塞，会对肾脏的功能产生很大的影响。

肾动脉如发生狭窄，患者首先会发生高血压，医学上称之为肾性高血压，这种高血压很顽固，常会达到 180、190 甚至 200mmHg 以上，且难通过药物治疗达到很好的疗效，随后，患者会因为血管逐渐狭窄直至闭塞，导致整个肾脏的功能受到影响，血肌酐升高，甚至会出现肾脏萎缩。

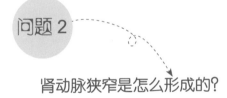

肾动脉狭窄是怎么形成的?

肾脏动脉狭窄可以发生于各种年龄人群中，以中老年人为多见。其中中老年人的肾动脉狭窄多是由于动脉粥样硬化引起，病变多位于肾动脉起始部，在动脉内膜形成大小长短不一的粥样斑块，偏心性多见，是全身性血管病变的局部表现。除此之外，年轻人或者是儿童，可能会由于一种特殊的疾病造成肾脏动脉狭窄，这种疾病在医学上叫做肌纤维发育不良。另一种导致肾脏动脉狭窄的疾病是大动脉炎，比较少见，多见于青年女性。此外，还有多种原因可以造成肾脏动脉狭窄（图 8-4-2、图 8-4-3）。

肾动脉狭窄常引起肾血管性高血压，这是由于肾缺血刺激肾素分泌，体内肾素 - 血管紧张素 - 醛固酮系统活化，外周血管收缩，水钠潴留而形成。

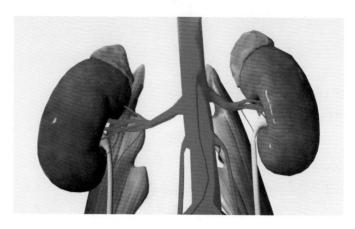

图 8-4-2　正常肾动脉血供

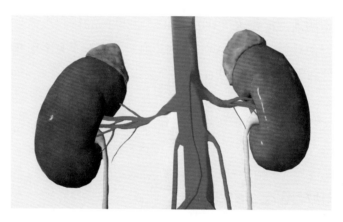

图 8-4-3　肾动脉狭窄示意图

问题 3

肾动脉狭窄对人体会有哪些危害呢?

　　狭窄程度较轻的情况下,并不会对肾功能造成严重的损害,只有当肾动脉狭窄达到一定程度,才会造成肾脏血供减少,从而影响肾脏功能,狭窄越重，对肾脏功能的影响就越大。

而且，肾脏缺血会刺激肾脏分泌一种物质，造成患者的血压反射性增高，医学上叫做肾素 - 血管紧张素 - 醛固酮系统活化，这种情况导致的高血压，我们称为肾性高血压。

因此，肾动脉狭窄有两大主要危害：一是对肾脏功能本身的影响；二是导致肾性高血压。

所以对于患有高血压、糖尿病、动脉粥样硬化的老年人，查体不要仅仅局限于抽血化验，也要同时注意肾脏血管的检查，要警惕出现血压顽固性、持续性升高的现象，避免由于不够了解、不够重视肾脏血管的检查，从而出现肾脏功能严重受损，甚至尿毒症等严重后果的发生。

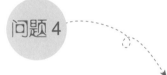

肾动脉狭窄的治疗方法都包括哪些？

治疗方法包括服用药物的内科治疗和外科治疗，外科治疗又包括介入治疗和外科手术。医生一般会根据肾动脉狭窄程度、肾功能受影响程度及高血压程度来选择治疗方法。如果肾动脉狭窄的程度比较轻，狭窄程度不到 70%，肾血流量影响不大，可以密切地观察，通过服用药物来控制。如果肾动脉狭窄程度达到 70% 以上就需要进行外科干预。外科治疗的方法主要有两类，一类是放置肾动脉支架，通过支架将狭窄处撑开，从而恢复肾脏的正常血供，这种治疗方法创伤很小，但技术要求高。另一类外科治疗就是手术，通过直接剥除肾动脉狭窄部位的斑块，或通过血管旁路，借助人体自身的静脉或人工血管，移植到肾动脉狭窄病变的两端，一端接到主动脉上，另一端接到肾动脉上。相比于放置肾动脉支架，手术治疗会产生较大的创伤，通常在不适合做微创腔内治疗时才使用手术治疗。

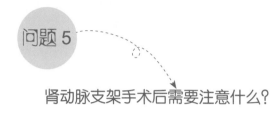

问题5

肾动脉支架手术后需要注意什么?

肾动脉支架手术后并不是进了保险箱,还是需注意许多问题:①严格遵守出院记录中的医嘱和注意事项。②监测血压,如发现血压持续升高需及时就诊。③服用抗血小板药物,防止支架出现再狭窄和血栓形成。④继续坚持针对病因进行治疗,如治疗动脉硬化;继续控制高血压和保护肾脏。⑤定期复查,及时了解肾脏支架的通畅情况和肾功能的变化情况,超声检查方便、无创、准确,有经验的超声医生能够比较精确地判断肾脏动脉血管的狭窄程度、狭窄的部位、狭窄部位的血流速度、肾脏的大小等,为复查的首选方法。

(王　莹)

第九章

超声新技术

第一节　三维成像，现实的真实再现

　　已经怀孕 5 个多月的张女士今天刚在医院做完超声检查，并拿到了一张宝宝的"照片"（图 9-1-1），看着自己宝宝的"模样"，张女士特别开心。其实，张女士是做了三维超声的检查。

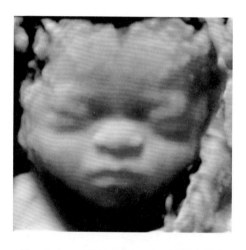

图 9-9-1　正常胎儿颜面部三维超声图像

问题 1

什么是三维超声？

　　大家应该都知道，咱们平时做的常规超声是二维超声，也就是说看到的图像是身体结构的某一个断面，而人体是一个立体的三维结构，三维超声就是能够真实再现人体三维结构的工具。现在随着计算机辅助成像技术的发展，甚至可以提供胎儿在母亲子宫内的实时三维图像，也就是能够看到宝宝在母亲子宫内活动的动态过程，这就是通常说的四维超声，实际上就是在三维超声的基础上加上了一条时间轴。

问题 2

三维超声除了能让我看到宝宝的模样还能做什么呢？

三维超声成像包括表面成像、透明成像和彩色模式等多种成像模式，表面成像模式可以清晰、准确地显示器官的表面图像；透明成像可以显示内部结构；彩色模式可以显示血管内彩色血流，跟踪血管的走向、区分二维图像上重叠的血管。产科作为三维超声应用最广泛的领域，不仅仅能够让我们看到宝宝的模样，最大的益处莫过于对胎儿畸形的诊断，如唇腭裂（图9-1-2）、下颌发育不全等。

由于胎儿颜面部具有结构复杂及曲线特征，传统的二维超声常常难以获得颜面部完整的图像，而三维超声成像技术通过旋转胎儿颜面部三维图像，使胎儿面部正面向前，检查者犹如直接观察胎儿颜面部一样。对于胎儿脊柱裂，三维超声通过应用多平面成像、透明成像等模式观察脊柱裂、脊膜膨出的详细信息，不仅可以看到皮肤表面的影像，精确测量膨出组织的范围，同时可以显示软组织和骨头骨质的关系。再如胎儿四肢骨畸形、先天性心脏病等疾病的诊断，三维超声较二维超声显示的更加形象、准确，是二维超声的有益补充。因此，三维超声对畸形部位、形态改变的显示具有准确性高、直观性强的特点。此外，除了大家最了解的产科方面的应用，其实三维超声在其他方面也有很多应用价值。例如在妇科疾病的诊断上被称为超声CT，可诊断各种子宫畸形、宫颈息肉、确定宫内节育环的位置，对子宫内膜体积的测量有助于判断内膜病变的良恶性，对卵巢肿瘤瘤体内部乳头状突起、瘤体内分隔及内壁是否光滑等细节结构的显示优于二维超声，还可显示与周围脏器的空间位置关系，确定肿瘤来源及侵袭范围；对肝、肾、甲状腺等实质性脏器内部结构进行成像，显示病变的立体形态结构及与正常结构的空间位置关系；腔内三维超声对直肠癌浸润深度判断有较高的符合率，还可以检测淋巴结转移情况，可用来指导手术及判断预后。

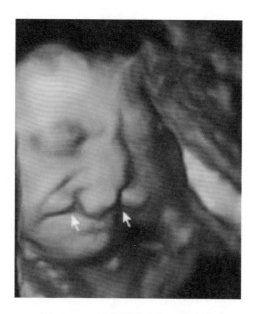

图 9-1-2　胎儿唇腭裂的三维成像

问题3

既然三维超声的应用这么广泛，为什么不常规使用呢?

三维超声一直在不停地发展，能够应用的领域也越来越广泛，但是也有其局限性。三维超声成像的图像质量所受影响因素较多，例如，如果胎儿颜面部过于贴近胎盘或子宫壁、或胎儿肢体紧贴颜面部而使得颜面部周围没有羊水的衬托的话，就很难进行三维显示，胎动频繁、胎儿较大等因素都会对三维成像质量造成影响。另外，三维超声成像的操作比较复杂，耗时长，价格昂贵，目前不作为常规检查，可作为二维超声的有益补充。相信随着科学技术的飞速发展与进步，三维超声也会不断快速发展，将会在更多领域帮助到我们。

（吴　琼）

第二节　超声造影，穿越更神秘的微小血管王国

小李体检时做超声检查发现肝脏有结节（图 9-2-1），就去医院做超声检查，去了两三家医院检查，都说结节性质待定，有的医院建议他做增强 CT，然而他对碘过敏，无法做增强 CT 的检查，小李很担心，怕是不好的东西，到当地最大的一家三甲医院检查时，超声医生建议他再做一个超声造影检查，小李很困惑，从来没有听说过这个检查啊，但小李还是听取了医生的建议做了这个检查，结果倾向肝血管瘤（图 9-2-2），是良性的，这下小李放心多了，只需要每年复查一次就可以了，不用每天都提心吊胆的。

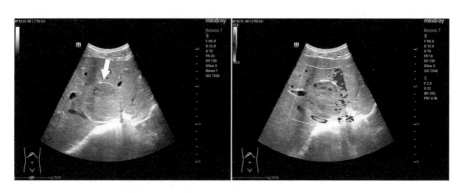

图 9-2-1　常规超声（箭头所示为结节）

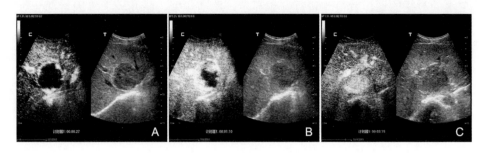

图 9-2-2　超声造影：A 动脉期，B 静脉期，C 延迟期

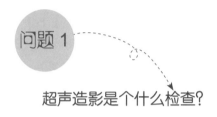

超声造影是个什么检查？

相信大家对增强 CT 一定不陌生，先扎个针，向血管内注射造影剂，然后再做 CT 检查，可能很多人都做过。超声造影是一项近些年来新发展起来的超声检查新技术，其实跟增强 CT 原理类似，先往静脉血管内注射造影剂，然后再做超声检查，从而能够获得普通超声所获得不了的诊断信息。

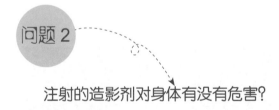

注射的造影剂对身体有没有危害？

目前在我国注册上市可应用于临床的超声造影剂为声诺维（SonoVue），声诺维微泡内含无毒的惰性气体六氟化硫，外面包裹了一层磷脂外壳，磷脂与人体具有生物兼容性。声诺维具有安全、造影持续时间较长等优点。它是一个血池造影剂，也就是说微泡通过静脉注射后就一直只存在于血管中，并

不会渗透到血管外的组织中，因此医生就可以动态地观察脏器的血流情况，尤其是可以观察常规超声无法显示的微小血管的分布，从而帮助诊断疾病。增强CT造影剂通过肝肾排泄而超声微泡造影剂通过呼吸就能排出体外。因此，对身体没有任何损伤，并且大多数人在检查期间及检查后没有不适的症状。但需要注意的是，患有严重心肺疾病的患者、孕妇、哺乳期妇女、儿童以及已知对六氟化硫或其他组分有过敏史的患者应禁用。

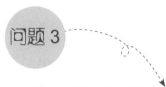

问题3

这个检查都能应用于哪些脏器？能确诊疾病吗？

肝脏是超声造影应用最早、最多，效果也最为显著的领域。首先是应用于肝脏占位病变的诊断与鉴别诊断，良恶性肿瘤的增强模式是有差异的，超声医生常以此来判断良恶性。其次，超声造影可以发现常规超声上未能发现的小病灶，如肝脏转移瘤病灶等。另外，部分肝脏肿瘤患者会进行介入治疗，超声造影在肝脏肿瘤介入治疗及疗效评估方面优势明显，在鉴别门脉瘤栓和血栓方面，超声造影也具有很好的效果。

随着研究的增多，超声造影的应用范围也在不断地扩大。例如胰腺、肾脏、甲状腺、乳腺、心脏及腹部外伤等。超声造影可以帮助鉴别胰腺局灶性占位性病变的良恶性，也可用于发现小的胰岛细胞瘤或术中检测术前未检出的微小胰岛细胞瘤；评价肾脏的血流灌注情况，从而可以鉴别肾脏局灶性的损伤或者血流缺失区域，帮助诊断血栓或瘤栓等；鉴别甲状腺、乳腺结节的良恶性；对心肌灌注进行评价，较早、较准确地诊断冠心病；观察腹部脏器受伤后的血肿和（或）破损处，如果血管破裂，造影剂就会随着血管内的血液漏出，超声医生在图像上可以捕捉到，这样就可以直接观察有无活动性出血，从而提示肝、脾、肾等外伤后被膜损伤的确切部位。另外，随着近些年超声介入的发展，如消融治疗等，超声造影逐渐成为一个很好的评价消融疗效的检查方法。

然而同常规超声一样的是：超声造影仍然是一个影像学检查手段。所有的影像学检查方法都不可能得到准确的病理诊断，所以超声造影也不是万能的，但是它仍然能够给超声医生提供很多诊断信息，使超声医生做出更准确的诊断，从而对下一步的临床决策提供依据。

（吴　琼）

第三节　弹性成像，探测坚硬或柔软的程度

王女士体检时做超声检查发现左侧甲状腺实性结节，位置较深，单凭触诊很难发现。医生建议她再到专科门诊进一步检查。这里的超声医生不仅进行了常规成像，而且为了增加诊断信心，又做了一个弹性成像，结果显示这个结节质地较硬，考虑恶性可能性大（图9-3-1）。王女士毫不犹豫就接受了手术切除的建议，术后病理为甲状腺乳头状癌。

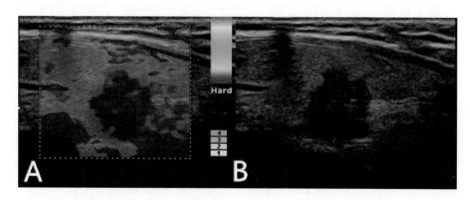

图 9-3-1　弹性成像
A 显示结节为蓝色，提示质地硬；灰阶超声；B 显示结节为实性低回声

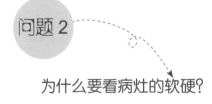

什么是超声弹性成像?

相信大家和王女士一样,对弹性这个词一定不陌生,但是对弹性成像可能就感到不解了,很多人都没有听说过。大家去医院看病都知道大夫会根据你的症状做体格检查。例如像刚才提到的,甲状腺上长结节了,大夫会用手进行触诊,估计一下这个结节有多大,是软的还是硬的,活动度好不好等。其中软硬度的评估很大程度上依赖大夫的主观经验,并且如果病变比较小或者位置比较深时,这种方法就无能为力了。超声弹性成像像是一只隐形的电子手,通过一把小小的探头,对身体内组织、病变的硬度进行精确的触诊及测量,并反映到超声图像上,那么它是怎么做到的呢?我们先打个比方,如果你用力捏一只香蕉,香蕉会被捏扁,而如果你用力捏一个苹果,你是捏不动的,苹果也不会有什么变化。弹性成像的原理与之相似。对组织施加一个激励,组织将会产生一个响应。例如:位移、应变、速度等,不同硬度的组织产生的响应会有差异,弹性模量较大(较硬)的组织产生的响应较小,例如振动幅度较小或速度较大,弹性模量较小(较软)的组织产生的响应较大。利用超声成像的方法结合各种后处理技术,对组织内部的响应情况进行评估,进而反映组织内部的软硬度的不同。在超声图像上就会看到不同的颜色代表不同的软硬度,或者能够通过定量测量剪切波速度、弹性模量值来反映组织的软硬度。

问题 2

为什么要看病灶的软硬?

病灶的软硬度对部分疾病的诊断很重要。在某些正常的组织中,不同的解剖结构之间存在较小的弹性差异。例如,在正常乳房中,纤维组织通常比乳腺组织硬，乳腺组织又比脂肪组织硬。某些正常的组织与病理性的组织之间，会存在较大的弹性差异。例如，乳腺癌、前列腺癌、甲状腺癌及肝转移癌等恶性肿瘤通常质地较硬。

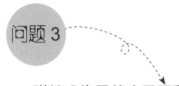

问题3

弹性成像目前应用于哪些脏器？

目前，弹性成像在实性肿瘤的良恶性鉴别中发挥很重要的作用，应用范围也在不断扩大。对于乳腺、甲状腺、前列腺等实质性脏器，超声弹性成像主要用于良恶性病变的鉴别。此外，弹性成像还可应用于血管、心肌、肝脏等。血管内弹性成像的方式是：利用气囊、血压变化或外部挤压来微创或无创地激励血管，估计血管的运动即位移（一般为纵向），得到血管的应变分布，从而表示血管的弹性。主要应用于粥样斑块组成成分的评估，评价斑块的易损性、估计血栓形成时间和硬度，以及观测药物的疗效和介入治疗的效果。弹性成像可以对局部心肌功能进行客观定量评价，对发生缺血和梗死的心肌进行定位。在肝脏，弹性成像多用于无创性诊断肝纤维化。大多数研究资料认为弹性成像可以作为一种新型的无创的评价肝纤维化程度的方法，优势可以与诊断肝纤维化的金标准肝活检地位不相上下。另外，对于肝脏脂肪变性的诊断，慢性肝病如慢性胆源性肝病、酒精性肝病、遗传性血色病、医源性药物性肝病及肝移植后的随访都能起到很好的评估效用。

（吴　琼）

第四节　超声内镜，杀手之王的"克星"

温先生是个公务员，事业成功，家庭幸福，儿女孝顺。天有不测风云，今年他刚光荣退休就遇上了烦心事：一次例行体检，超声检查居然发现了胰头有个大肿块。为了明确诊断，温先生还在当地花大价钱做了一个最高级的"PET-CT"，结果也提示胰头癌可能性大。温先生太知道胰腺癌了，他的一个邻居发现胰腺癌后，不到2个月就去世了，死的时候人都瘦得不成人形，非常痛苦。听医生说胰腺癌是"杀手之王""癌中之王"，很难治疗。全家人为这事正心有余悸呢，没想到温先生也中招了，全家人哭作一团。温先生的女儿有点医疗常识，分析隔壁邻居得病时腹痛得很厉害，可温先生根本没有多少症状，她心有不甘，决心要看个明白，带着父亲来到了全国最好的胰腺中心。就诊的消化科医生仔细地看了温先生的结果，发现温先生的CT影像果然和典型的胰腺癌不同：胰腺弥漫性肿大，像个粗粗的腊肠，表面还有一层半透明的包壳，而胰头的那个肿块有很多囊腔。结合温先生抽血的检查结果，医生高度怀疑温先生其实得的是一种少见的慢性胰腺炎——自身免疫性胰腺炎。但是胰头的那个肿物到底是什么东西呢，难道是合并的恶性肿瘤？还是慢性胰腺炎的假性囊肿？还是其他一些少见的原因，比如胰腺内乳头状囊腺瘤？如果想知道谜底，最好的办法是把胰腺仔细检查一遍，最好还可以取得病理，也就是取一块异常的胰腺或胰头肿物的组织来验证。那么如何仔细检查胰腺还要取得病理呢？温先生听人说过，胰腺非常小，藏在胃肠的深处，周围全是大血管和重要脏器，胰腺的手术都是外科动静最大的手术。难道要开膛破肚手术不成？温先生一辈子连阑尾炎手术都没做过，吓得就要回家放弃治疗。医生说：放心，我们可以通过一个叫超声内镜的设备完成这些高难度的检查，既安全又有效。

温先生最后权衡利弊，听从了医生的建议安心在医院完成了超声内镜检查。在检查中，医生首先检查了温先生的胰腺，果然胰腺是弥漫性的肿大，完全符合自身免疫性胰腺炎的特点。然后，医生又在超声内镜下对胰头的囊性肿物进行了穿刺引流，抽出一大管棕褐色的液体，检查提示液体里的肿瘤指标不高，淀粉酶水平很高，引流后肿物就明显缩小了，完全符合假性囊肿的诊断。原来，温先生得的是少见的自身免疫性胰腺炎合并假性囊肿，这是一种药物治疗效果很好的良性疾病。经过药物治疗，温先生的病情得到了明显的控制，全家人高高兴兴给温先生重新过了 61 岁生日。温先生总结经验，他这次和癌中之王胰腺癌擦肩而过，多亏了 EUS 这个高大上的设备，既能检查又能治疗，一举多得。杀手之王的"克星"——超声内镜。

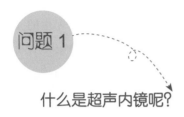

问题 1

什么是超声内镜呢?

超声内镜（EUS）是将内镜和超声相结合的消化道检查技术，将微型高频超声探头安置在内镜顶端，当内镜插入体腔后，在内镜直接观察消化道黏膜病变的同时，可利用内镜下的超声行实时扫描，可以获得胃肠道的层次结构的组织学特征及周围邻近脏器的超声图像，从而进一步提高了内镜和超声的诊断水平（图 9-4-1、图 9-4-2、图 9-4-3）。简单地说，就是具有超声探头的消化内镜。它的形态和我们常说的胃镜差不多，只是它的探头比普通胃镜多了超声的功能。内镜医师可以一边看着消化道的表面形态，一边看着消化道的内部结构。超声内镜的应用非常广。

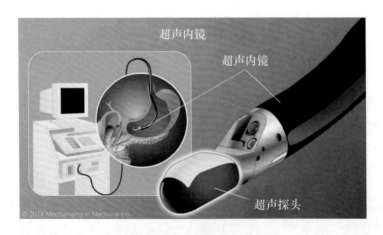

图 9-4-1　超声内镜（一）

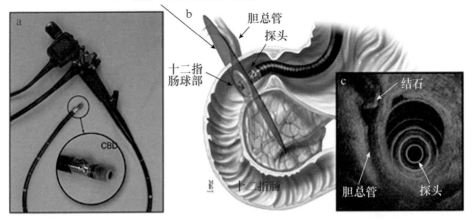

图 9-4-2　超声内镜（二）

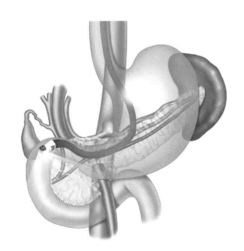

图 9-4-3　超声内镜（三）

问题 2

超声内镜能做什么呢?

（1）确定消化道黏膜下肿瘤的起源与性质：一句老话说"包子有馅，不在褶上"。很多病变并不是直接暴露在黏膜面上，而是深埋在消化道黏膜下，比如间质瘤。超声内镜可将消化道的壁分成五层（与其解剖结构相对应），可轻易分辨出壁内肿瘤的生长层次，五层结构中任一层次的中断及异常变化可判断肿瘤浸润的深度。对于食管、胃、十二指肠及结直肠生长的黏膜下肿瘤，超声内镜是诊断消化道黏膜下肿瘤的金标准，可以通过肿瘤起源层次、大小、回声特点等初步判定肿瘤性质，可以鉴别消化道的隆起是否为黏膜下肿瘤或壁外病变压迫所致，必要时它还可以通过活检探针取得病理。

（2）判断消化系肿瘤的侵犯深度及外科手术切除的可能性：医圣扁鹊名言"疾之居腠理，汤熨之所及；在血脉，针石之所及；在肠胃，酒醪之所及；其在骨髓，虽司命无奈之何"，就是强调疾病早期诊断对于治疗的重要性。这句话特别对应目前的消化道早癌诊治理念。消化道的常见恶性肿瘤都有一个共同的特点：进展需要一定时间，早期治疗效果非常好。以往需要手术的肿瘤，只要发现早，在消化内镜下就可以治疗。超声内镜可应用于食管癌、胃癌、结直肠癌的术前分期，并可较准确地诊断消化道早癌，为早癌的内镜下切除提供保障。对于进展期的消化道癌可进行较准确的术前 TNM 分期，以便于制定手术方案或进行术前新辅助放化疗。超声内镜对于肿瘤浸润深度的判断及壁外淋巴结的肿大诊断较准确，优于腹部 CT 等影像学检查。

（3）胰胆系统肿瘤及慢性胰腺炎：在我们身体上腹部深处有一个非常不显眼的小器官——胰腺。胰腺虽小，但作用非凡，它是人体中重要的器官之一。因为它是一个有外分泌功能的腺体，它的生理作用和病理变化都与生命息息相关。胰腺分泌的胰液中的消化酶在食物消化过程中起着"主角"的作用，特别是对脂肪的消化。但是胰腺"隐居"在腹膜后，周围包绕着胃、十二指肠、肝、胆和重要的胆管、血管及神经，探查起来非常困难，所以胰腺的肿瘤很难被早期确诊。

胰腺癌是一种恶性程度很高，诊断和治疗都很困难的消化道恶性肿瘤。胰腺癌号称"癌中之王"，5 年生存率 < 1%，是预后最差的恶性肿瘤之一。胰腺癌早期的确诊率不高，手术死亡率较高，而治愈率很低。

超声内镜可紧贴胃壁或十二指肠壁进行扫描，与胰腺、胆道仅一壁之隔，可清晰地显示全部胰腺组织、胆管全长及胆囊。对于发现胰腺小的肿瘤、胆管末端肿瘤或十二指肠乳头部肿瘤有不可替代的作用。对于超声内镜诊断胰腺、胆道肿瘤浸润大血管或周围重要脏器的可靠性较高，可避免不必要的开腹手术探查。

目前所有的诊断慢性胰腺炎的实验室检查或影像学检查都难以判断早期胰腺炎，尚无诊断慢性胰腺炎的金标准。但是超声内镜可清晰地显示胰腺的实质结构和胰管的细小改变，如胰腺实质内高回声、腺体呈小叶样结构、囊性变、钙化，胰管扩张、胰管结石等征象。超声内镜是诊断慢性胰腺炎的敏感工具。

除上述以外，超声内镜还有很多临床其他的应用。实际上自 1980 年 EUS 问世以来，其适应证及作用不断扩展。其禁忌证很少，包括凝血功能障碍、血小板减少症、怀疑消化道穿孔等。并发症主要包括出血和穿孔，风险与患者的病情和配合相关，总体是很安全的。

（赖雅敏）

第十章

成功的就医过程以
信任、沟通为基础

第一节　如果我是超声医生

当患者来找一个医生看病时，是给予了一个医生非常大的信任。在面对疾病这个敌人时，医生和患者绝对不是对立的，而是身在一个战壕里的亲密战友。作为一名优秀的医生，要尽量做到以真诚、友好和共情的态度，倾听和了解患者，设身处地的为患者着想，对于患者的要求给予回应。看看患者们心目中的理想医生是怎样的吧！

▮ 我希望医生多和我讲话

被采访者：欣欣

这几年每年都要到医院体检做超声。体检的安排节奏比较紧密，几乎没有时间和超声医生讲话，同时医生也没多余的时间和我们沟通。有时候就是简单地告诉我该怎么配合检查，而当我询问医生我的检查结果时，医生通常会回答说让我咨询我的临床大夫。如果我是超声医生，我希望医生的工作负荷能够轻一些，这样能够有更多的时间和患者讲讲话。

▮ 我希望医生多听我说话

被采访者：田女士

　　我是一名经历了从慢性肝炎、肝硬化、门脉高压、腹水到原发性肝癌的患者，并做了肝脏部分切除术，需要长期反复定期回到医院做超声检查。因为我的病情长而复杂，病情又有不断的进展，我每次都希望医生能够多听听我的病史，听听我的病情演变，听听我的感受。长期患病让我有时候会失去信心，每次到医院检查前一天我都紧张地难以入睡，生怕又听到不好的消息，同时也担心看病的医生不愿意听我啰嗦我十几年的病情。有时候我会遇到很好的医生，耐心地听我叙述，查看我的病例和以前的检查记录。当我听到我的超声主治医生对我说"您这次检查没事，挺好的，放心吧！"，我会大舒一口气，感觉我又过了一关，心情像过年一样明媚。

■ 我希望医生帮我做出诊断和治疗的判断

　　被采访者：张先生

　　今年 5 月，我被查出患有甲状腺结节，性质不确定。而在半年前，我的妈妈和小姨也都经过手术确诊了甲状腺癌。我的思想压力之大，可想而知。我也在网上查阅了一些资料，像我这样不足 1cm 的没有足够的恶性证据的结节有很多种进一步治疗的可能性：我可以选择定期观察，可以做甲状腺穿刺检查或核素检查，也可以选择积极的手术切除。人人都说"超声医生是临床医生的眼睛"，那么超声医生通过自己的检查获得的第一手的检查图像和印象是最准确的。我非常幸运遇到一名非常好的超声医生，她和我沟通了解我的想法，了解我的家族史，再耐心地向我解释了我的图像，分析了各种治疗方案的优缺点，最终帮助我下定决心做出了手术切除的治疗方案。如果我是一名超声医生，我希望超声医生都能以这样积极的姿态参与到患者的诊疗过程中来。

我希望医生帮我解释我为什么会生病

被采访者：贝贝

3 年前，35 岁的我好不容易怀孕，心情非常激动。却在中孕期排畸超声检查中发现胎儿有严重的唇腭裂、先天性心脏畸形等多发畸形。我难以接受现实，在检查床上就直接哭了出来。我的医生将我的家属请进检查室，给我们解释了检查结果。但是我最难接受的是：为什么这种小概率事件就被我碰上了，为什么我会生病？我知道对于有些疾病的发生原因还不确定，医生也很难确切的做出解释。但是医生对我当时的处境表示理解，站在我的角度帮我分析可能的原因，帮我讲解以后应该注意什么。所有这些举动，让我感到安心。

（张一休）

第二节　如果我是患者

也许在临床中由于患者多、时间紧，医生和患者没有足够的时间沟通，医生有那么多想说的话还来不及说，有那么多嘱咐顾不上讲。那么，让我们来听听医生们的心声吧！医生有话说。

不为良相，则为良医

被采访者：张波（超声科副教授，工作 20 年）

"如果我是一个患者"这个问题，让我有机会站在患者的角度审视我的职业及我在和患者沟通交流中存在的问题，这是一个很好的自省机会。中国的传统文化中给了医生很高的尊重和地位，人常说"不为良相，便为良医"。医生需要经常的自我反省，真正站到患者的角度思考。比如一个外科手术，医生可能关心的是肿瘤是否切除干净，而患者关心的也许是伤口缝合的是否整齐。对于超声检查，医生也许关心的是报告书写是否全面，而患者也许关心的是检查过程中沟通是否融洽、医生的态度是否认真。关心患者，并不仅仅是医生做出关心的姿态就够了，这也需要能力和技巧，需要医生"恰巧"关心到患者所需要的。

■ 共情患者，理解患者的需求

被采访者：张医生（超声科主治医师，工作 10 年）

我是一名医生，但是也曾经做过患者。我因为宫腔占位做术前检查，躺在我非常熟悉的检查床上，却是以另一个角度观察我日日工作的诊室。我发现我看到的东西完全不一样，而想法也随之变了。作为医生坐在检查椅上工作时，眼睛紧紧地盯着超声显示屏，脑子里快速思考鉴别诊断，要时不时问患者的病史再描述出超声诊断。而作为患者躺在检查床上时，耦合剂和探头涂在身上的感觉有一丝清凉，还有一点痒痒的，但我知道要不能笑不能动，还不能总说话，因为这样都会影响检查，这一切让我有些紧张。我看不清医生的表情，也看不清机器屏幕，对自己疾病的担心一点点增加，就希望医生能多给我解释几句我的病情，告诉我并无大碍。我觉得每个医生都应该躺在检查床上，试着当患者，这样才能更好地当医生。

■ 认识超声局限性，多科协作诊疗

被采访者：马医生（超声科副主任医师，工作 15 年）

前不久我遇到一个患者，是一个 75 岁的老年男性，2 年前曾经因为结肠癌做过手术，这次又发现肝脏占位。我们首先考虑结肠癌转移到肝脏的可能性大，但是老先生有慢性乙肝病史，也有原发性肝细胞肝癌的可能。老人家对我们很信任，他说："如果这次的肝脏占位是原发性的，那我就决心再次手术；而如果是结肠癌转移的，那我就是癌症晚期了，就不再手术了。"老先生希望我们能够帮他明确地诊断肝占位的病理性质。但超声只是一种影像学检查，同样的病也许会有不同的超声表现，反过来同样的超声表现也许是不同的病引起的，并不能做出明确的病理学诊断结果。于是我们和临床大夫沟通，为老先生进一步安排了超声造影、增强 CT、MRI 的检查，这几项检查都支持老先生的肝占位是原发性肝癌。在有了初步信心以后，我们又和临床大夫一起为老先生安排了超声引导下的肝脏占位穿刺活检，最终取得了病理结果证实是原发性肝癌，一个月后老先生顺利地进行了手术。我想，作为患者，一定要理解超声检查不是万能的，我们要配合医生，合理安排各项检查，共同完成诊疗。

■ 足够的病史是诊断的前提

被采访者：朱医生（超声科主治医生，工作 12 年）

张太太是我今年年初在门诊遇到的一个患者，她 56 岁，因为在甲状腺右叶有一个单发的实性结节来找我。她之前刚刚做完了单位体检，因为这个直径 0.6cm 的结节边界不清楚，内部又有一些条状的强回声，她很担心这是一个恶性结节，希望能尽快做手术切除。我详细地向她了解了既往检查结果，并把以前的结节图像和这一次的检查结果进行对比，才发现这个结节其实已经存在十几年了，以前的结节是一个约 1.6cm 的典型的囊实性结节，边界清楚，形态规则，没有明显的恶性征象；而近几年这个结节的体积逐渐变小，并且边界开始逐渐变得不清晰。综合分析，我们认为这个结节随着时间的变化逐渐吸收变小，考虑是一个良性结节的可能性大。张太太听了这个分析以后，决定先不做手术，定期复查。几个月后她来复查时，这个结节的体积又小了一点，张太太更放心了。我想如果我是患者，一定向张太太学习，妥善保管以前的检查资料，在看病时提供给医生作为参考。这些检查结果，可以帮助医生分析疾病的演进过程。不要认为"反正还会重新做检查"，就忽略了以前的病例资料。

■ 没有绝对唯一的治疗方案，需要医患共同讨论

被采访者：李医生（超声科主治医生，工作 9 年）

王女士来做超声检查，发现了子宫肌瘤。她问我肌瘤的直径是多少，有几个肌瘤。当发现肌瘤直径超过多少时就必须做手术。我向王女士解释，她的肌瘤只有 2cm，并且位于浆膜下，对月经量的影响不大；而且王女士已经50 岁，接近围绝经期，在绝经以后可能随着激素水平的下降肌瘤体积而变小。因此我建议王女士可以先不做手术，定期复查。王女士又和临床医生沟通后，也同意了这个方案。但是，如果王女士是一位育龄期的女性，肌瘤也是 2cm，但由于肌瘤的位置在黏膜下，引起月经量明显增多甚至重度贫血，并且由于担心肌瘤恶变而心理负担很重，那就可以考虑手术。如果我是患者，我应该把对疾病的看法及对治疗的预期都告诉医生，不是仅仅听从医生的建议，而是通过和医生共同商量，来制订更加合理的治疗方案。医学不仅仅是自然科学，也是人文科学，所有的治疗都不是绝对的、非黑即白的，需要我们共同参与来进行。

（张一休）

浮云遮不住的远山

老话儿说得好：隔行如隔山。对于我来说，医学长久以来就是白大褂与小药丸的代名词。在我生病之前，不要说是医院，就是药店我也很少光顾，身体如果有了一些不舒服，喝喝水、睡睡觉、扛一扛也就过去了。我想，这种应对的方式该是绝大多数人的处理方法吧。

在2012年秋季的例行体检中，我在血液检测的甲状腺功能、彩超检测及外科的检查中都被医生明确地告知甲状腺可能会有些问题，建议我去专业的医院做进一步的检查。基于我对自己身体的盲目自信，我忽略了医生们的建议，就是觉得我的身体并没有什么不适，虽说时常会有些疲惫，但还是想着等闲下来休息休息就好了。2013年春节后没多久，我的健康每况愈下，有时一天睡七八个小时还是觉得很疲惫，于是我又做了一次全面的体检，身体别的器官都没有什么大碍，但甲状腺问题再一次被指出而且被医生强调说要去权威的医院做一次彻底的检查。于是，我慕名来到了北京协和医院超声诊断科，在张波教授的专业诊断下，我不得不正视自己患上了"甲状腺恶性肿瘤"这个之前听都没有听说过的疾病。以当时病情发展的程度来看，我只能选择把甲状腺全部切除这一条途径，然后继续观察、保守治疗这样的方法，我已经错过了最佳的时期。我还是幸运的，在病情发展得还不算太坏的时候得到了及时的诊疗，而且有了老师们专业的帮助，我术后恢复得也非常好，直至今天。而当时如果我还是一意孤行、漠视科学，那就是对自己生命的极大不尊重了。

有些时候，我们的身体反应所表达出来的含义是明确的；有些时候，我们的身体没有什么明显的感觉，但可能某个器官却已经处于亚健康之中。那我们的身体到底是有事、还是没事，我们的不舒服是扛一扛就能过去、还是有必要到医院做个全面体检呢？这一点，我的建议是相信科学，要用知识来武装自己，既不要讳疾忌医、盲目乐观；也不要满目萧然、对自己的健康妄自揣测。我觉得，对于我们这些非医疗专业的人来说，掌握一些医疗科普常识是能够让我们愉快地阅读、健康地生活的有效的方法。

　　一部书犹如一部好剧，诸位老师笔下跌宕起伏的剧情会引领大家，拨开浮云，走进我们自己身体这座神秘的高山。

赵祎博

北京协和医院病友

二零一六年秋于北京